常见内分泌疾病药物使用手册

主　编　郑骄阳　陶　霞　侯幸赟

主　审　陈万生

上海科学技术出版社

图书在版编目（CIP）数据

常见内分泌疾病药物使用手册 / 郑骄阳，陶霞，侯

幸赟主编. -- 上海 ： 上海科学技术出版社，2024. 6.(2025.4重印)

ISBN 978-7-5478-6673-3

Ⅰ．R580.5-62

中国国家版本馆CIP数据核字第202410MS35号

常见内分泌疾病药物使用手册

主　编　郑骄阳　陶　霞　侯幸赟

主　审　陈万生

上海世纪出版(集团)有限公司
上 海 科 学 技 术 出 版 社　出版、发行

(上海市闵行区号景路 159 弄 A 座 9F - 10F)

邮政编码 201101　　www.sstp.cn

上海普顺印刷包装有限公司印刷

开本 787×1092　1/16　印张 10.75

字数 180 千字

2024 年 6 月第 1 版　2025 年 4 月第 2 次印刷

ISBN 978 - 7 - 5478 - 6673 - 3/R・3037

定价：88.00 元

内 容 提 要

　　《常见内分泌疾病药物使用手册》主要根据临床诊疗及药学监护的需求，重点对常见内分泌疾病治疗所涉及的药物进行了梳理，将每一类药物的用途、作用机制、用法用量、药代动力学特征、特殊患者的用药特点和注意事项进行横向对比，便于临床医师、临床药师为患者制订药物治疗方案，为选用药物提供参考。

　　本书用表格的形式对药物进行归纳整理，简洁明了，便于查找相关信息并进行同类药物对比，可以作为临床医师、临床药师规范化培训的教学参考书，也可以作为药物选用时的参考工具书。

编委会名单

张潘潘(海军军医大学第二附属医院)　　　陈　萍(海军军医大学第二附属医院)

陈　琦(南京大学医学院附属苏州医院)　　　陈　溪(南方医科大学深圳医院)

陈梦嘉(宁波市鄞州第二医院)　　　　　　陈燕红(海军军医大学第二附属医院)

明　月(中国人民解放军陆军特色医学中心)　周　洵(海军军医大学第二附属医院)

战　旗(上海交通大学医学院附属儿童医院)　宫　丽(上海星晨儿童医院)

聂颖杰(临汾市中心医院)　　　　　　　　顾艳艳(海军军医大学第二附属医院)

徐小英(中山大学附属第八医院)　　　　　徐德铎(海军军医大学第二附属医院)

高雅莉(福建医科大学附属第二医院)　　　郭　瑶(南京大学医学院附属苏州医院)

唐　诗(上海中医药大学附属龙华医院)　　黄文辉(中国人民解放军联勤保障部队第九〇九医院)

常德玉(日照市人民医院)　　　　　　　　淡重辉(重庆市急救医疗中心)

葛卫青(海军军医大学第二附属医院)　　　蒋亚男(海南医科大学第二附属医院)

主　审　陈万生(海军军医大学第二附属医院)

序　言

自党的十八届五中全会做出实施"健康中国"战略的决策部署以来,全国卫生健康工作人员积极响应,认真贯彻新时代党的卫生健康工作方针,全面推进"健康中国"建设。临床药学服务是卫生健康工作的重要部分,也是实现医疗水平高质量发展和"健康中国 2030"规划目标的重要抓手。

随着我国临床药师规范化培训工作的推进,临床药师队伍不断壮大,越来越多的药师走入临床一线,参与查房、会诊、病例讨论和药物治疗方案制订,开展药学监护、药学门诊和用药教育,提供用药咨询、治疗药物监测等药学技术服务。当前,"健康中国"战略也对药学服务的高质量发展提出了更高的要求,药学人员势必要牢牢把握发展机遇,不断磨练技能,精进业务水平。具有过硬的药学专业知识技能是药师的立业之本和立身之基,掌握临床治疗药物的药学特点便是核心的药学专业技能。通过对药物药学特点的理解和掌握,药师可以把握药物治疗的本质和要义,结合患者病理、生理特点,开展个体化治疗,药学特点与患者特点相契合的治疗方案,对于需要长期药物治疗的慢性病患者尤为重要。然而,目前能够提供关于同类药物特点对比信息的专业书籍较少,很多药品说明书的信息也不完善,给临床药学服务造成了一定的困扰。为此,多家医院资深临床药师组成团队,结合日常临床药学工作需求,聚焦药物的作用机制、药代动力学、特殊人群用药等药学特点比较,共同编写了《常见内分泌疾病药物使用手册》。此手册综合了最新的文献、指南和权威工具书等资料,提炼关键信息,以表格对比的形式,将常见治疗内分泌疾病药物的特点简洁、明了地呈现给读者,协助读者迅速而准确地找到所需答案。

衷心感谢参与此手册编写的临床药师们,他们一丝不苟的工作作风和严谨求实的工作态度让我深受感动。工欲善其事,必先利其器,希望此手册能成为临床药师工作中的有力工具,为开展更高效率、更高质量和更高标准的临床决策提供帮助。

陈万生

2024 年 2 月

前　　言

当今社会,生活节奏加快,工作压力增大,加之个人的不良生活习惯,内分泌疾病的发病率呈现逐年上升的趋势。糖尿病、甲状腺疾病、高尿酸血症等常见内分泌疾病的患病人数不断攀升,且年轻化趋势明显。这些疾病不仅影响患者的身体健康,还可能导致一系列并发症,如心血管疾病、视网膜病变等,严重影响患者的生活质量。

在药物治疗方面,随着医学技术的不断进步和药物研发的不断深入,内分泌疾病的治疗手段日益丰富。然而,尽管药物治疗取得了显著进展,但仍存在一些问题和挑战。内分泌疾病患者需要长期甚至终身服药,由于个体的差异和病情的复杂性,部分患者对药物的反应可能并不理想。因此,对于内分泌疾病的治疗,我们更需要关注药物的选择以及治疗的有效性和安全性。

由临床医师、临床药师共同编写的《常见内分泌疾病药物使用手册》,采用"医药一体化"方式,以患者为中心,基于临床工作中对药物治疗原则、药物选择及其预期疗效判断,结合药物治疗的目的、用药时机、具体药物治疗方案、疗效和不良反应,通过表格的形式,简单明了地归纳出常见内分泌疾病治疗药物的特点。本手册可供各级医疗单位临床医师、临床药师在日常工作中快速查询和使用,有效地实现"促进合理用药,保障用药安全"。本手册在编写的过程中也遇到了一些药物(尤其是近几年新上市的药物部分)相关内容查找不到的困难,因此本书还不能做到所有药物的内容都齐全。随着药物临床研究数据的丰富,我们将进一步优化和补充相关内容,使本手册更加完善。

郑骄阳　陶　霞　侯幸赟

2024 年 2 月

目　　录

第 1 章

糖尿病治疗药物

糖尿病是由于胰岛素分泌和(或)作用缺陷引起的以血糖升高为特征的代谢病。根据病因学证据将糖尿病分为 4 种类型,即 1 型糖尿病、2 型糖尿病、特殊类型糖尿病和妊娠期糖尿病。糖尿病的治疗应遵循综合管理原则,包括控制高血糖、高血压、血脂异常、超重肥胖、高凝状态等心血管多重危险因素,在生活方式干预的基础上进行必要的药物治疗,以提高糖尿病患者的生存质量和延长预期寿命。目前临床常用的治疗糖尿病的药物主要包括口服降糖药物和注射类降糖药物。口服降糖药包括:双胍类、胰岛素促泌剂-磺脲类、格列奈类、胰岛素增敏剂-噻唑烷二酮类、α-糖苷酶抑制剂、钠-葡萄糖共转运蛋白 2 抑制剂(sodium-glucose co-transporter 2 inhibitor, SGLT - 2i)、二肽基肽酶Ⅳ抑制剂(dipeptidyl peptidase-Ⅳ inhibitor, DPP-4i)。注射类降糖药物包括胰高糖素样肽- 1 受体激动剂(glucagon-like peptide -1 receptor agonist, GLP-1RA)和胰岛素。GLP-1RA 通过激活 GLP-1 受体以葡萄糖浓度依赖的方式刺激胰岛素分泌和抑制胰高糖素分泌,同时增加肌肉和脂肪组织葡萄糖摄取,抑制肝脏葡萄糖生成而发挥降糖作用。胰岛素是一种蛋白质类激素,是体内唯一降低血糖的激素,也是唯一同时促进糖原脂肪、蛋白质合成的激素。根据来源和化学结构的不同,胰岛素可分为动物胰岛素、人胰岛素和胰岛素类似物。根据作用特点的差异,胰岛素又可分为超短效胰岛素类似物、常规(短效)胰岛素、中效胰岛素、长效胰岛素、长效胰岛素类似物、预混胰岛素、预混胰岛素类似物以及双胰岛素类似物。

1 型糖尿病患者因自身胰岛素分泌绝对缺乏,完全或部分需要外源性胰岛素替代以维持体内糖代谢平衡和生存。基础加餐时胰岛素治疗是 1 型糖尿病首选的胰岛素治疗方案,基础加餐时胰岛素替代治疗方法包括每日多次胰岛素注射和持续皮下胰岛素输注。胰岛素治疗方案应个体化,方案的制定需兼顾胰岛功能状态、血糖控制目标、血糖波动幅度及低血糖发生风险。

2 型糖尿病药物治疗的首选是二甲双胍,通过减少肝脏葡萄糖的输出和改善外周胰岛素抵抗而降低血糖。如无禁忌证且能耐受药物,二甲双胍应贯穿药物治疗的全程。有二甲双胍禁忌证或不耐受二甲双胍的患者,可根据情况选择胰岛素促泌剂、α-糖苷酶抑制剂、噻唑烷二酮类、DPP-4i、SGLT - 2i 或 GLP-1RA。如单独使用二甲双胍治疗而血糖未达标,则应加用不同机制的口服或注射类降糖药物进行二联治疗。二联治疗 3 个月不达标的患者,应启动三联治疗,即在二联治疗的基础上加用一种不同机制的降糖药物。如三联治疗中未包括胰岛素而血糖不达标,可加用胰岛素治疗；如三联治疗已包括胰岛素而血糖仍不达标，应将治疗方案调整为多次胰岛素治疗。

并发症和合并症是 2 型糖尿病患者选择降糖药的重要依据。推荐合并动脉粥样硬化性心血管疾病或心血管风险高危的 2 型糖尿病患者，无论其糖化血红蛋白是否达标，只要没有禁忌证都应在二甲双胍的基础上加用具有动脉粥样硬化性心血管疾病获益证据的 GLP-1RA 或 SGLT - 2i。合并慢性肾脏病或心力衰竭的 2 型糖尿病患者，无论其糖化血红蛋白是否达标，只要没有禁忌证都应在二甲双胍的基础上加用 SGLT - 2i。合并慢性肾脏病的 2 型糖尿病患者，如不能使用 SGLT - 2i，可考虑选用 GLP-1RA。如果患者在联合 GLP-1RA 或 SGLT - 2i 治疗后 3 个月仍然不能达标，可启动包括胰岛素在内的三联治疗。

1.1 双胍类、磺脲类降糖药物

表 1 - 1 双胍类、磺脲类降糖药物

药品名称	二甲双胍(Metformin)	格列本脲(Glibenclamide)	格列吡嗪(Glipizide)
用 途	用于单纯饮食控制不佳的 2 型糖尿病患者，尤其是肥胖和伴高胰岛素血症者	用于单纯饮食、运动控制不佳的 2 型糖尿病患者，患者胰岛 β 细胞有一定分泌胰岛素功能，且无严重并发症	
作用机制	1）抑制肝糖原异生，降低肝糖输出 2）改善胰岛素抵抗，增加周围组织对胰岛素的敏感性 3）增加非胰岛素依赖组织对葡萄糖的利用 4）抑制肠壁细胞摄取葡萄糖	1）刺激胰岛 β 细胞分泌胰岛素。格列美脲可能具有葡萄糖依赖性的促胰岛素分泌作用 2）有部分胰岛素增敏作用	
用法用量	口服，开始每次 0.25 g，每日 2～3 次，以后根据疗效逐渐加量，最多每日不超过 2.55 g。进餐时或餐后服用(缓释剂开始每次 0.5 g，每日 1～2 次)	口服，开始 2.5 mg，早餐前 1 次，或早餐及午餐前各 1 次，或三餐前各 1 次，一般用量为每日 5～10 mg	口服，餐前 30 min 服用，起始剂量每日 2.5～5.0 mg，每日最大剂量不超过 20～30 mg，分 2～3 次服用(控释剂起始剂量每次 5 mg，每日 1 次，早餐同时服用，完整吞服，每日最大剂量 20 mg)

药品名称	二甲双胍(Metformin)	格列本脲(Glibenclamide)	格列吡嗪(Glipizide)
药代动力学	半衰期：4～6 h(缓释剂 6.5 h) 吸收：绝对生物利用度为 50%～60%。血药浓度在约 2.5 h 后达到峰值；缓释剂吸收时间明显延长，血药浓度在约 7 h 后达到峰值 分布：几乎不与血浆蛋白结合 代谢：以原型从尿液排出，不经肝脏代谢 排泄：肾小球滤过和肾小管分泌是二甲双胍排泄的途径。24 h 内肾脏排泄 90%	半衰期：10 h 吸收：口服吸收快，2～5 h 血药浓度达到峰值 分布：血浆蛋白结合率高达 95% 代谢：在肝内代谢 排泄：由肝和肾排出各约 50%	半衰期：5 h 吸收：小肠吸收，1～2 h 血药浓度达到峰值，缓释剂绝对生物利用度为 100%。6～12 h 血药浓度达到峰值 分布：98%～99% 与血浆蛋白(主要是白蛋白)结合 代谢：主要经肝脏代谢，约 85% 的代谢物无降糖活性 排泄：第 1 日排泻药量的 97%，3 日内全部由肾脏排出体外。控释剂少于 10% 剂量以原型从尿和粪便中排出，约 90% 的剂量经过生物转化后从尿(80%)和粪便(10%)排出
特殊患者群体	肝功能异常：肝脏疾病者应避免使用 肾功能不全：肾小球滤过率估计值(eGFR)≥60 mL/(min·1.73 m^2)，无需减量；45 mL/(min·1.73 m^2)≤eGFR<60 mL/(min·1.73 m^2)，减量使用；eGFR<45 mL/(min·1.73 m^2)，禁用 透析：可清除 孕妇：不推荐使用 FDA 妊娠分级：B 级 哺乳期妇女：慎用 哺乳期用药分级：L1 级 儿童：可用于 10 岁及以上 T2DM 儿童或青少年，每日最高剂量不超过 2 000 mg，缓释剂 17 岁	肝功能异常：重度肝功能不全者禁用 肾功能不全：eGFR≥60 mL/(min·1.73 m^2)，无需减量；eGFR<60 mL/(min·1.73 m^2)，禁用 透析：可清除 孕妇：不宜服用 FDA 妊娠分级：C 级 哺乳期妇女：慎用 哺乳期用药分级：L2 级 老人：不宜使用	肝功能异常：重度肝功能不全者禁用 肾功能不全：eGFR≥60 mL/(min·1.73 m^2)，无需减量；30 mL/(min·1.73 m^2)≤eGFR<60 mL/(min·1.73 m^2)，减量使用；eGFR<30 mL/(min·1.73 m^2)，禁用 透析：慎用，需权衡利弊，如果妊娠期间使用格列吡嗪，应在预产期前至少 1 个月停用 孕妇：禁用 FDA 妊娠分级：C 级 哺乳期妇女：不建议使用 哺乳期用药分级：L2 级 老人：小剂量开始，逐渐调整

药品名称	二甲双胍(Metformin)	格列本脲(Glibenclamide)	格列吡嗪(Glipizide)
特殊患者群体	以下儿童不推荐使用 老人：老年患者应定期检查肾功能并根据肾功能调整剂量		
注意要点	1）若无特定禁忌证，对于新诊断 2 型糖尿病的无症状患者，建议初始治疗使用二甲双胍，并一直保留 2）造影或全身麻醉术前停用二甲双胍：eGFR≥60 mL/(min·1.73 m²)的患者，在检查前或检查时必须停用，在检查完成至少 48 h 后且仅在再次检查肾功能无恶化的情况下才可以恢复服用；45 mL/(min·1.73 m²)≤eGFR＜60 mL/(min·1.73 m²)的患者，在检查及全身麻醉术前 48 h 必须停用，在检查完成至少 48 h 后且仅在再次检查肾功能无恶化的情况下才可以恢复服用 3）注意补充维生素 B₁₂	1）较其他磺脲类药物作用更强，其代谢产物也具有降糖作用，低血糖风险及其他不良反应发生率更高 2）肝肾功能不全患者密切监测血糖 3）体质虚弱、高热、恶心和呕吐、甲状腺功能亢进者以及老年人谨慎使用 4）磺胺类药物过敏者禁用	1）普通剂作用时间短，对餐后血糖有较好的控制。控释剂作用时间长，对基础血糖及餐后血糖均有较好的控制作用 2）肝肾功能不全患者密切监测血糖 3）体质虚弱、高热、恶心和呕吐、甲状腺功能亢进者以及老年人谨慎使用 4）磺胺类药物过敏者禁用

注：eGFR，肾小球滤过率估计值(estimated glomerular filtration rate)。

FDA，美国食品药品监督管理局(Food and Drug Administration)。FDA 妊娠分级：A 级，在设对照组的药物研究中，在妊娠首 3 个月的妇女未见到药物对胎儿产生危害的迹象(并且也没有在其后 6 个月具有危害性的证据)，该类药物对胎儿的影响甚微；B 级，在动物繁殖研究中(并未进行孕妇的对照研究)，未见到药物对胎儿的不良影响；或在动物繁殖性研究中发现药物有副作用，但这些副作用并未在设对照的、妊娠首 3 个月的妇女中得到证实(也没有在其后 6 个月具有危害性的证据)；C 级，动物研究证明药物对胎儿有危害性(致畸或胚胎死亡等)，或尚无设对照的妊娠妇女研究，或尚未对妊娠妇女及动物进行研究。本类药物只有在权衡对孕妇的益处大于对胎儿的危害之后，方可使用；D 级，有明确证据显示，药物对人类胎儿有危害性，但尽管如此，孕妇用药后绝对有益(例如用该药物来挽救孕妇的生命，或治疗用其他较安全的药物无效的严重疾病)；X 级，对动物和人类的药物研究或人类用药的经验表明，药物对胎儿有危害，而且孕妇应用这类药物无益，因此禁用于妊娠或可能怀孕的患者。

哺乳期用药分级：L1 级，哺乳妈妈服用最安全，没有证实对新生儿有危害或甚微；L2 级，比较安全，哺乳妈妈使用该级别药物有危险性的证据很少；L3 级，中等安全，该类药物有很轻微的、非致命性的副作用，只有在权衡对婴儿的利大于弊后方可应用；L4 级，有明确的危害性证据；L5 级，禁用。

常见内分泌疾病药物使用手册

表 1-2 磺脲类降糖药物

药品名称	格列齐特(Gliclazide)	格列喹酮(Gliquidone)	格列美脲(Glimepiride)
用　　途	用于单纯饮食、运动控制不佳的 2 型糖尿病患者,患者胰岛 β 细胞有一定分泌胰岛素的功能,且无严重并发症		
作用机制	1) 刺激胰岛 β 细胞分泌胰岛素。格列美脲可能具有葡萄糖依赖性的促胰岛素分泌作用 2) 有部分胰岛素增敏作用		
用法用量	口服,起始每次 80 mg,在餐前服用以后根据血糖水平调整。一般每日剂量 80～240 mg,分 2～3 次服用,最大剂量每日不超过 320 mg。缓释剂起始剂量为每日 30 mg,每日仅服 1 次,剂量可逐渐增至每日 60～120 mg。建议于早餐时服用	口服,餐前 30 min 服药,一般日剂量为 15～120 mg,大剂量分 3 次于餐前服用,最大剂量不超过 180 mg	口服,起始剂量每日 1 mg,每日 1 次顿服即可,剂量可逐渐增至每日 1～6 mg,建议早餐前不久或早餐中服用
药代动力学	半衰期:10～12 h,缓释剂 12～20 h 吸收:3～4 h 血药浓度达到峰值,缓释剂 6～12 h 达到稳态 分布:血浆蛋白结合率为 92％～95％ 代谢:主要在肝脏代谢,主要由 CYP2C9 和 CYP2C19 代谢 排泄:肾脏排泄率 60％～70％	半衰期:1.5 h 吸收:口服吸收完全,2～3 h 血药浓度达到峰值 代谢:在肝脏中经羟基化代谢 排泄:95％经粪便排泄,仅 5％经肾脏排泄	半衰期:5～8 h 吸收:空腹或进食时服用对吸收无明显影响,服后 2～3 h 血药浓度达到峰值 分布:血浆蛋白结合率＞99％ 代谢:在肝脏内经 P450(CYP2C9)代谢 排泄:60％经尿排泄,40％经粪便排泄

药品名称	格列齐特(Gliclazide)	格列喹酮(Gliquidone)	格列美脲(Glimepiride)
特殊患者群体	肝功能异常：重度肝功能不全者禁用 肾功能不全：eGFR≥60 mL/(min·1.73 m²)，无需减量；45 mL/(min·1.73 m²)≤eGFR<60 mL/(min·1.73 m²)，减量使用；30 mL/(min·1.73 m²)≤eGFR<45 mL/(min·1.73 m²)，谨慎使用；eGFR<30 mL/(min·1.73 m²)，禁用 透析：不能清除 孕妇：禁用 哺乳期妇女：禁用 老人：减量，缓释剂剂量方案同65岁以下患者	肝功能异常：重度肝功能不全者禁用 肾功能不全：eGFR≥30 mL/(min·1.73 m²)，无需减量；15 mL/(min·1.73 m²)≤eGFR<30 mL/(min·1.73 m²)，谨慎使用；eGFR<15 mL/(min·1.73 m²)，禁用 孕妇：禁用 哺乳期妇女：禁用 老人：从小剂量开始	肝功能异常：重度肝功能不全者禁用 肾功能不全：eGFR≥60 mL/(min·1.73 m²)，无需减量；45 mL/(min·1.73 m²)≤eGFR<60 mL/(min·1.73 m²)，减量使用；eGFR<45 mL/(min·1.73 m²)，禁用 透析：可清除 孕妇：禁用 FDA妊娠分级：C级 哺乳期妇女：禁用 哺乳期用药分级：L4级 老人：从小剂量开始
注意要点	1) 可能有低血糖反应，尤其在驾驶和(或)操作机器时患者应警惕低血糖症状，特别是在开始治疗时 2) 避免酒精或含有酒精的药物 3) 磺胺类药物过敏者禁用 4) 禁止联用咪康唑	1) 可能有低血糖反应，肝肾功能不全患者密切监测血糖 2) 体质虚弱、高热、恶心和呕吐、甲状腺功能亢进者以及老年人谨慎使用 3) 磺胺类药物过敏者禁用	1) 可能有低血糖反应，肝肾功能不全患者密切监测血糖 2) 体质虚弱、高热、恶心和呕吐、甲状腺功能亢进者以及老年人谨慎使用 3) 磺胺类药物过敏者禁用

1.2 格列奈类降糖药物

表 1-3 格列奈类降糖药物

通用名	瑞格列奈 (Repaglinide)	那格列奈 (Nateglinide)	米格列奈钙 (Mitiglinide)
用　途	用于单纯饮食、运动控制不佳的 2 型糖尿病患者,患者胰岛 β 细胞有一定分泌胰岛素功能,且无严重并发症		
作用机制	促进胰腺释放胰岛素来降低血糖水平。此作用依赖于胰岛中有功能的 β 细胞。通过与 β 细胞上的受体结合以关闭 β 细胞膜中 ATP 依赖性钾通道,使 β 细胞去极化,打开钙通道,使钙的流入增加。此过程诱导 β 细胞分泌胰岛素		
用法用量	口服,起始剂量 0.5 mg,最大单次剂量为 4 mg,餐前 15 min 内服用,最大日剂量不应超过 16 mg	口服,常用剂量为餐前 60～120 mg,每日 3 次,餐前 1～5 min 服用	口服,通常成人每次 10 mg,每日 3 次,餐前 5 min 内服用。可根据患者的治疗效果酌情调整剂量
药代动力学	半衰期：1 h 吸收：1 h 内血药浓度达到峰值 分布：血浆蛋白结合率大于 98% 代谢：主要在肝脏代谢,主要由 CYP2C8 和 CYP3A4 代谢 排泄：主要通过胆汁排泄,大约 8% 的药物经肾脏排泄	半衰期：1.5 h 吸收：6～12 h 达到稳态 分布：血浆蛋白结合率为 97%～99% 代谢：主要在肝脏代谢,70% 由 CYP2C9,30% 由 CYP3A4 代谢 排泄：大部分(83%)在尿中排泄,另外 10% 在粪便中排泄	半衰期：1.2 h 吸收：口服吸收完全,2～3 h 血药浓度达到峰值 代谢：在肝脏中经羟基化代谢 排泄：24 h 后给药量的 54%～74% 从尿中排泄,代谢产物几乎均为与葡萄糖醛酸的结合物,米格列奈原型不到 1%

通用名	瑞格列奈（Repaglinide）	那格列奈（Nateglinide）	米格列奈钙（Mitiglinide）
特殊患者群体	肝功能异常：重度肝功能异常者禁用，肝功能损伤者慎用，应延长调整剂量的间隔时间 肾功能不全：无需调整剂量 孕妇：禁用 FDA 妊娠分级：C 级 哺乳期妇女：禁用 哺乳期用药分级：L4 级 儿童：12 岁及以上儿童推荐起始剂量 0.01 mg/（kg・次），最大剂量 0.1 mg/（kg・次），不超过 0.3 mg/（kg・次） 老人：75 岁以上患者现有资料尚未记载，需谨慎使用，不能排除一些老年人对该药更敏感的可能性	肝功能异常：轻、中度肝功能异常者剂量不需调整。重度肝功能异常者慎用 肾功能不全：eGFR≥15 mL/（min・1.73 m^2），无需减量；eGFR<15 mL/（min・1.73 m^2），调整剂量 孕妇：禁用 FDA 妊娠分级：C 级 哺乳期妇女：禁用 哺乳期用药分级：L3 级 儿童：不推荐使用 老人：无需调整剂量	肝功能异常：肝功能异常者慎用 肾功能不全：eGFR≥15 mL/（min・1.73 m^2），无需减量；eGFR<15 mL/（min・1.73 m^2），无需减量，增加剂量时应谨慎 孕妇：禁用 哺乳期妇女：使用时应停止哺乳 老人：从低剂量开始，慎重给药
注意要点	1）可能有低血糖反应，尤其在驾驶和（或）操作机器时患者应警惕低血糖症状，特别是在开始治疗时 2）避免酒精或含有酒精的药物		

1.3 噻唑烷二酮类降糖药物

表 1-4 噻唑烷二酮类降糖药物

通用名	罗格列酮（Rosiglitazone）	吡格列酮（Pioglitazone）
用　途	用于单纯饮食、运动控制不佳的 2 型糖尿病患者，不考虑作为首选药物	
作用机制	增加周围组织（尤其是骨骼肌、肝脏、脂肪组织）对胰岛素的敏感性，从而增加肌肉对葡萄糖的利用，减少肝脏内源性葡萄糖的产生，促进脂肪的合成，抑制其分解而使体内代谢紊乱趋于正常，间接达到降糖的疗效，也可明显改善胰岛素抵抗	
用法用量	口服，每次 4 mg，每日 1 次，不可掰开服用，之后可根据血糖调整剂量，每日可分 1～2 次服用，服药不受进食影响	口服，初始剂量可为 15 mg 或 30 mg，每日 1 次，服药不受进食影响
药代 动力学	半衰期：3.0～4.0 h 吸收：生物利用度为 99％，血药浓度达到峰值时间约为 1 h 分布：血浆蛋白结合率约 99.8％ 代谢：大部分经 CYP2C8 代谢，少量经 CYP2C9 代谢 排泄：64％经尿液排出，23％经粪便排出	半衰期：3.0～7.0 h 吸收：空腹情况下，2 h 后血药浓度达到峰值。食物会将峰浓度时间推迟到 3～4 h，但不改变吸收率 分布：血浆蛋白结合率＞99％ 代谢：主要经 CYP2C8 和 CYP3A4 代谢 排泄：15％～30％经尿液排出，大部分口服药以原型或代谢产物形式排泄入胆汁，并从粪便清除
特殊 患者群体	肝功能异常：有活动性肝脏疾患的临床表现或血清转氨酶升高（大于正常上限 2.5 倍），不应服用 肾功能不全：无需减量 孕妇：权衡利弊 FDA 妊娠分级：C 级 哺乳期妇女：使用时应停止哺乳 哺乳期用药分级：L3 级 老人：慎用，无需调整剂量	肝功能异常：有活动性肝脏疾患的临床表现或血清转氨酶升高（大于正常上限 2.5 倍），不应服用 肾功能不全：无需减量 孕妇：禁用 FDA 妊娠分级：C 级 哺乳期妇女：使用时应停止哺乳 哺乳期用药分级：L3 级 老人：慎用，无需调整剂量

通用名	罗格列酮（Rosiglitazone）	吡格列酮（Pioglitazone）
注意事项	1）开始使用和用药剂量增加时，应严密监测患者心力衰竭的症状和体征［包括体重异常快速增加、呼吸困难和（或）水肿］。如果出现上述症状和体征，应根据现有治疗标准，按心力衰竭给予控制。此外，应酌情考虑减量或停用。不推荐有心力衰竭症状的患者使用，心力衰竭分级（NYHA）为Ⅲ或Ⅳ级的患者禁用 2）可能增加低密度脂蛋白胆固醇水平	1）可升高体重，液体潴留、心力衰竭和骨折的风险较罗格列酮小 2）可能小幅升高膀胱癌风险，现有或既往有膀胱癌病史的患者或存在不明原因的肉眼血尿的患者禁用

注：NYHA，心力衰竭分级（New York Heart Association Functional Classification）。

1.4　α‑糖苷酶抑制剂类降糖药物

表 1－5　α‑糖苷酶抑制剂类降糖药物

通用名	阿卡波糖(Acarbose)	伏格列波糖(Voglibose)	米格列醇(Miglitol)
用　途	改善糖尿病患者餐后高血糖		
作用机制	对小肠壁细胞刷状缘的 α‑葡萄糖苷酶的活性具有抑制作用,尤其对 α‑胰淀粉酶有较强的抑制作用,从而延缓了肠道内多糖、寡糖或双糖的降解,使来自碳水化合物的葡萄糖的降解和吸收入血速度变缓,降低了餐后血糖的升高	在肠道内抑制了将双糖分解为单糖的双糖类水解酶(α‑葡萄糖苷酶),因而延迟了糖分的消化和吸收,从而改善餐后高血糖。对双糖酶的抑制作用强于阿卡波糖,对 α‑胰淀粉酶的抑制作用较弱	通过对肠黏膜上的双糖酶及多糖酶(α‑葡萄糖苷酶)的可逆性抑制作用发挥抗高血糖作用
用法用量	口服,每次 50 mg,每日 3 次,可根据血糖加量至每次 100 mg,餐前即刻整片吞服或与前几口食物一起嚼服	口服,每次 0.2 mg,每日 3 次,服药后即刻进餐	口服,初始剂量为 25 mg,每日 3 次。维持剂量为每次 50 mg,最大推荐剂量为每次 100 mg。每日正餐开始时服用
药代动力学	半衰期:3.7 h 吸收:口服后,仅有 1%～2% 的活性抑制剂经肠道吸收 代谢:在肠腔内被消化酶和肠道细菌分解 排泄:完全自尿中排出,服药剂量的 51% 在 96 h 内经粪便排出	吸收、分布、代谢:人血浆及尿中没有检测出伏格列波糖 排泄:大鼠试验显示尿、粪便排泄率分别为 5%、98%	半衰期:2 h 吸收:剂量为 25 mg 时可完全吸收,而剂量为 100 mg 时只能吸收 50%～70%。2～3 h 血药浓度达到峰值 分布:血浆蛋白结合率<4.0% 代谢:不进行代谢 排泄:>95% 原型经尿液排泄

通用名	阿卡波糖（Acarbose）	伏格列波糖（Voglibose）	米格列醇（Miglitol）
特殊 患者群体	肝功能异常：严重肝功能不全和肝硬化者禁用 肾功能不全：eGFR≥25 mL/（min·1.73 m²），无需减量；eGFR＜25 mL/（min·1.73 m²），禁用 孕妇：禁用 FDA 妊娠分级：B 级 哺乳期妇女：原则上不使用 哺乳期用药分级：L3 级 儿童：不应使用于 18 岁以下的患者 老人：无需调整剂量	肝功能异常：严重肝功能异常者慎用 肾功能不全：eGFR≥25 mL/（min·1.73 m²），无需减量；eGFR＜25 mL/（min·1.73 m²），慎用 孕妇：慎用 哺乳期妇女：权衡利弊使用，并暂停哺乳 老人：慎用，小剂量起始	肝功能异常：肝功能异常者无需调整剂量 肾功能不全：eGFR≥25 mL/（min·1.73 m²），无需减量；eGFR＜25 mL/（min·1.73 m²），禁用 孕妇：权衡利弊 FDA 妊娠分级：B 级 哺乳期妇女：禁用 哺乳期用药分级：L2 级 老人：无需调整剂量
注意事项	1）有明显消化和吸收障碍的慢性胃肠功能紊乱者禁用，尤其是炎症性肠病 2）患有由于肠胀气而可能恶化的疾病（如胃心综合征、严重的疝气、肠梗阻或有肠梗阻倾向、肠溃疡）的患者禁用 3）抑制双糖水解，通过饮用蔗糖水、进食馒头和水果等方法缓解由阿卡波糖引起的低血糖反应效果不佳 4）单药治疗不增加低血糖风险 5）可用于糖尿病前期患者	1）有明显消化和吸收障碍的慢性胃肠功能紊乱者禁用，尤其是炎症性肠病 2）患有由于肠胀气而可能恶化的疾病（如胃心综合征、严重的疝气、肠梗阻或有肠梗阻倾向、肠溃疡）的患者禁用 3）抑制双糖水解，通过饮用蔗糖水、进食馒头和水果等方法缓解由伏格列波糖引起的低血糖反应效果不佳 4）单药治疗不增加低血糖风险 5）胃肠道反应较阿卡波糖稍小	1）有明显消化和吸收障碍的慢性胃肠功能紊乱者禁用，尤其是炎症性肠病 2）患有由于肠胀气而可能恶化的疾病（如胃心综合征、严重的疝气、肠梗阻或有肠梗阻倾向、肠溃疡）的患者禁用 3）抑制双糖水解，通过饮用蔗糖水、进食馒头和水果等方法缓解由米格列醇引起的低血糖反应效果不佳 4）单药治疗不增加低血糖风险 5）胃肠道反应较阿卡波糖稍小

1.5 钠–葡萄糖共转运蛋白 2 抑制剂类降糖药物

表 1–6 钠–葡萄糖共转运蛋白 2 抑制剂类降糖药物

药品名称	达格列净 (Dapagliflozin)	卡格列净 (Canagliflozin)	艾托格列净 (Ertugliflozin)	恩格列净 (Empagliflozin)	恒格列净 (Henagliflozin)
用 途	可单药或联合用于改善 2 型糖尿病患者的血糖控制	可联合用于改善 2 型糖尿病患者的血糖控制		可单药或联合用于改善 2 型糖尿病患者的血糖控制	
作用机制	钠–葡萄糖共转运蛋白 2(SGLT2)表达于近端肾小管中,是负责肾小管滤过的葡萄糖重吸收的主要转运体。通过抑制 SGLT2,减少滤过葡萄糖的重吸收,降低葡萄糖的肾阈值,从而增加尿糖排泄来降低血糖				
用法用量	口服,每日 1 次,起始剂量 5 mg,剂量可根据血糖水平增加至 10 mg	口服,每日 1 次,起始剂量 100 mg,剂量可根据血糖水平增加至 300 mg	口服,每日 1 次,起始剂量 5 mg,剂量可根据血糖水平增加至 15 mg	口服,每日 1 次,推荐剂量 10 mg,剂量可根据血糖水平增加至 25 mg	口服,每日 1 次,起始剂量 5 mg,剂量可根据血糖水平增加至 10 mg
药代动力学	半衰期:12.9 h 吸收:绝对口服生物利用度是 78%,2 h 内血药浓度达到峰值 分布:血浆蛋白结合率约为 91% 代谢:肝脏代谢,主要经葡萄糖醛酸苷化代谢为无活性物质 排泄:75% 经尿液排泄,21% 经粪便排泄	半衰期:10.6~13.1 h 吸收:绝对口服生物利用度约为 65%,1~1.25 h 血药浓度达到峰值 分布:血浆蛋白结合率为 99% 代谢:肝脏代谢,主要经葡萄糖醛酸苷化代谢为无活性物质 排泄:33% 经尿液排泄,51.7% 经粪便排泄	半衰期:17 h 吸收:绝对口服生物利用度约为 100%,1~2 h 血药浓度达到峰值 分布:血浆蛋白结合率为 93.6% 代谢:肝脏代谢,主要经葡萄糖醛酸苷化代谢为无活性物质 排泄:50% 经尿液排泄,41% 经粪便排泄	半衰期:12.4 h 吸收:绝对口服生物利用度约为 60%,1.5 h 血药浓度达到峰值 分布:血浆蛋白结合率为 86.2% 代谢:肝脏代谢,主要经葡萄糖醛酸苷化代谢为无活性物质 排泄:54.4% 经尿液排泄,41.2% 经粪便排泄	半衰期:9.1~14.0 h 吸收:1~2 h 血药浓度达到峰值 分布:血浆蛋白结合率为 94.5%~95.9% 代谢:肝脏代谢,主要经葡萄糖醛酸苷化代谢为无活性物质 排泄:30.1% 经尿液排泄,50.0% 经粪便排泄

药品名称	达格列净 （Dapagliflozin）	卡格列净 （Canagliflozin）	艾托格列净 （Ertugliflozin）	恩格列净 （Empagliflozin）	恒格列净 （Henagliflozin）
特殊 患者群体	肝功能异常：轻、中度肝功能不全者无需调整剂量，重度肝功能不全者不推荐使用 肾功能不全：eGFR≥45 mL/（min·1.73 m²），无需减量；30 mL/（min·1.73 m²）≤eGFR<45 mL/（min·1.73 m²），不推荐使用；eGFR<30 mL/（min·1.73 m²），禁用 孕妇：权衡利弊使用 FDA 妊娠分级：C 级 哺乳期妇女：终止哺乳或停用药物 儿童：禁用 老人：不建议按年龄调整给药剂量	肝功能异常：轻、中度肝功能不全者无需调整剂量，重度肝功能不全者不推荐使用 肾功能不全：eGFR≥60 mL/（min·1.73m²），无需减量；45 mL/（min·1.73 m²）≤eGFR<60 mL/（min·1.73 m²），减量；30 mL/（min·1.73 m²）≤eGFR<45 mL/（min·1.73 m²）不推荐使用；eGFR<30 mL/（min·1.73 m²），禁用 孕妇：不建议在妊娠中晚期使用 FDA 妊娠分级：C 级 哺乳期妇女：禁用 儿童：禁用 老人：慎用	肝功能异常：轻、中度肝功能不全者无需调整剂量，重度肝功能不全者不推荐使用 肾功能不全：eGFR≥45 mL/（min·1.73 m²），无需减量；30 mL/（min·1.73 m²）≤eGFR<45 mL/（min·1.73 m²），不推荐使用；eGFR<30 mL/（min·1.73 m²），禁用 孕妇：禁用 哺乳期妇女：禁用 儿童：禁用 老人：不建议按年龄调整给药剂量	肝功能异常：轻、中度肝功能不全者无需调整剂量，重度肝功能不全者不推荐使用 肾功能不全：eGFR≥45 mL/（min·1.73 m²），无需减量；30 mL/（min·1.73 m²）≤eGFR<45 mL/（min·1.73 m²），不推荐使用；eGFR<30 mL/（min·1.73 m²），禁用 孕妇：不建议妊娠中晚期使用 FDA 妊娠分级：C 级 哺乳期妇女：禁用 儿童：禁用 老人：不建议按年龄调整给药剂量	肝功能异常：轻度肝功能不全者无需调整剂量，中度与重度肝功能不全者推荐剂量应降低至 5 mg，并应谨慎加量 肾功能不全：eGFR≥30 mL/（min·1.73 m²），无需减量；eGFR<30 mL/（min·1.73 m²），禁用 孕妇：禁用 哺乳期妇女：禁用 儿童：禁用 老人：无需调整剂量
注意要点	1）可能引起糖尿病酮症酸中毒，出现相关症状需紧急住院治疗；与胰岛素和胰岛素促泌剂合用引起低血糖 2）可能导致血容量减少，有急性肾功能损害的风险；具有利尿、降低收缩压（4～6 mmHg）、治疗心力衰竭的作用 3）可能增加尿路感染风险，需警惕严重尿路感染，包括尿脓毒症和肾盂肾炎；可能增加生殖器感染及会阴坏死性筋膜炎（福尼尔坏疽）的风险 4）艾托格列净可能会使 LDL-C 出现剂量相关上升，该药品片剂中含有乳糖-水合物，不适用于半乳糖不耐受、总乳糖酶缺乏或葡萄糖-半乳糖吸收不良等罕见遗传性问题的患者				

注：LDL-C，低密度脂蛋白胆固醇（low density lipoprotein cholesterol）。

1.6 二肽基肽酶Ⅳ抑制剂类降糖药物

表 1-7 二肽基肽酶Ⅳ抑制剂类降糖药物

通用名	西格列汀(Sitagliptin)	沙格列汀(Saxagliptin)	阿格列汀(Alogliptin)	利格列汀(Linagliptin)	维格列汀(Vildagliptin)
用　途	可单药或联合用于改善2型糖尿病患者的血糖控制				
作用机制	抑制 GLP-1 降解，提高内源性活性 GLP-1 浓度，改善饮食相关的胰岛素分泌，抑制胰高血糖素分泌				
用法用量	口服，每日 1 次，每次 100 mg，服药时间不受进餐影响	口服，每日 1 次，每次 5 mg，服药时间不受进餐影响	口服，每日 1 次，每次 25 mg，服药时间不受进餐影响	口服，每日 1 次，每次 5 mg，可在每日任意时间服用	口服，单用或与二甲双胍合用时，推荐剂量为每次 50 mg，早晚各 1 次，与磺脲类药物合用时，推荐每日早晨给药 50 mg
药代动力学	半衰期：12.4 h 吸收：绝对生物利用度大约为 87%，1～4 h 后血药浓度达到峰值 分布：血浆蛋白结合率 38% 代谢：参与少量代谢过程的主要酶是 CYP3A4、CYP2C8 排泄：87% 从尿中排泄，13% 经粪便排出	半衰期：2.5 h 吸收：血药浓度达到峰值时间为 2 h，餐后给药 AUC 提高 27% 分布：血浆蛋白结合率可忽略不计 代谢：肝脏代谢，代谢主要由 CYP3A4/5 介导，代谢产物也是 DPP4 抑制剂，活性为 50% 排泄：75% 从尿中排泄，22% 经粪便排出	半衰期：21 h 吸收：绝对生物利用度约为 100%，血药浓度达到峰值时间 1～2 h 分布：血浆蛋白结合率为 20% 代谢：给药剂量的 60%～71% 以原型通过尿液排泄，少量经 CYP2D6 和 CYP3A4 代谢 排泄：76% 经肾脏排泄，13% 通过粪便排泄	半衰期：12 h 吸收：绝对生物利用度约为 30%，血药浓度达到峰值时间约 1.5 h 分布：血浆蛋白结合率呈浓度依赖性，在 DPP-4 完全饱和的高浓度时，仍有 70%～80% 的利格列汀与血浆蛋白结合 代谢：约 90% 以原型排泄，表明代谢是次要消除途径 排泄：约有 85% 通过肠肝系统(80%)或尿液(5%)消除	半衰期：3 h 吸收：绝对生物利用度在 85%，1.7 h 后血药浓度达到峰值 分布：血浆蛋白结合率 9.3% 代谢：不经 CYP450 代谢，经水解失活 排泄：85% 从尿中排泄，15% 经粪便排出

通用名	西格列汀(Sitagliptin)	沙格列汀(Saxagliptin)	阿格列汀(Alogliptin)	利格列汀(Linagliptin)	维格列汀(Vildagliptin)
特殊患者群体	肝功能异常：轻、中度肝功能不全者无需调整剂量；重度肝功能不全者无用药经验，不推荐使用 肾功能不全：eGFR≥45 mL/(min·1.73 m²)，无需减量；30 mL/(min·1.73 m²)≤eGFR<45 mL/(min·1.73 m²)，减量（50 mg/d）；eGFR<30 mL/(min·1.73 m²)，减量（25 mg/d） 孕妇：禁用 FDA 妊娠分级：B 级 哺乳期妇女：禁用 哺乳期用药分级：L3 级 儿童：禁用 老人：无需调整剂量	肝功能异常：肝功能异常者无需调整剂量 肾功能不全：eGFR≥45 mL/(min·1.73 m²)，无需减量；eGFR<45 mL/(min·1.73 m²)，减量（2.5 mg/d） 透析：可清除 孕妇：禁用 FDA 妊娠分级：B 级 哺乳期妇女：禁用 老人：根据肾功能慎重选择用药剂量	肝功能异常：肝功能异常者慎用 肾功能不全：eGFR≥60 mL/(min·1.73 m²)，无需减量；30 mL/(min·1.73 m²)≤eGFR<60 mL/(min·1.73 m²)，减量（12.5 mg/d）；eGFR<30 mL/(min·1.73 m²)，减量（6.25 mg/d） 透析：很少量清除 孕妇：禁用 FDA 妊娠分级：B 级 哺乳期妇女：禁用 儿童：禁用 老人：无需调整剂量	肝功能异常：肝功能异常者无需调整剂量 肾功能不全：无需减量 透析：不能清除 孕妇：禁用 FDA 妊娠分级：B 级 哺乳期妇女：禁用 哺乳期用药分级：L3 级 儿童：禁用 老人：无需调整剂量	肝功能异常：给药前丙氨酸氨基转移酶或门冬氨酸氨基转移酶大于正常值上限 3 倍者禁用 肾功能不全：eGFR≥50 mL/(min·1.73 m²)，无需减量；eGFR<50 mL/(min·1.73 m²)，减量（50 mg/d） 孕妇：禁用 哺乳期妇女：禁用 儿童：禁用 老人：慎用，无需调整剂量
注意事项	1）不得用于 1 型糖尿病患者或者治疗糖尿病酮症酸中毒患者 2）有可能引起急性胰腺炎，包括致命和非致命的出血性或坏死性胰腺炎 3）对于 2 型糖尿病和动脉粥样硬化性心血管疾病的患者，可能有引起心力衰竭的风险 4）与磺脲类或胰岛素联合治疗可能引起低血糖 5）有引起大疱性类天疱疮和重度失能性关节痛的风险 6）过敏反应，包括血管性水肿和严重皮肤不良反应 7）阿格列汀可能引起肝功能异常，包括致死性和非致死性肝功能衰竭 8）维格列汀有引起肝酶升高的风险，在第 1 年使用时需每 3 个月测定 1 次肝功能，此后定期检测。且片剂中含有乳糖，罕见的遗传性半乳糖不耐受、Lapp 乳糖酶缺陷或葡萄糖-半乳糖吸收不良者禁用本品				

注：AUC，药时曲线下面积(area under the curve)。

1.7 胰高糖素样肽-1 受体激动剂类降糖药物

表 1-8 短效胰高糖素样肽-1 受体激动剂类降糖药物

通用名	利司那肽(Lixisenatide)	贝那鲁肽(Beinaglutide)	艾塞那肽(Exenatide)	利拉鲁肽(Liraglutide)
用 途	可联合用于改善 2 型糖尿病患者的血糖控制	用于单用二甲双胍血糖控制不佳的成人 2 型糖尿病患者	可联合用于改善 2 型糖尿病患者的血糖控制	可联合用于改善 2 型糖尿病患者的血糖控制,可降低伴有心血管疾病的 2 型糖尿病成人患者的主要心血管不良事件风险
作用机制	结合并激活 GLP-1 受体,通过介导 GLP-1 受体,以葡萄糖依赖的方式,刺激胰岛素分泌,并降低胰高血糖素分泌,延缓胃排空			
用法用量	皮下注射,每次 10～20 μg,每日 1 次,餐前使用	皮下注射,每次 0.1～0.2 mg,每日 3 次,餐前 5 min 使用	皮下注射,每次 5～10 μg,每日 2 次,早餐和晚餐前 60 min 内使用,不应在餐后注射	皮下注射,每次 0.6～1.8 mg,每日 1 次,可在任意时间使用,无需根据进餐时间给药
药代动力学	半衰期:3 h 吸收:皮下给药后,吸收迅速,且不受给药剂量的影响,血药浓度达到峰值时间约为 1～3.5 h 分布:利司那肽与人血浆蛋白有中等水平的结合(55%),皮下给药后的表观分布容积约为 100 L 代谢与排泄:作为一种肽,利司那肽通过肾小球滤过清除,然后经过肾小管重吸收及后续的代谢降解,产生更小的肽和氨基酸,再次进入蛋白质代谢过程。平均终末半衰期约为 3 h,平均表观清除率(CL/F)约 35 L/h	半衰期:0.18 h 吸收:皮下注射 0.2 mg 后,血药浓度水平在 19 min 达到峰值,峰浓度为 642 ng/L 分布:皮下注射 0.2 mg,观察到的表观分布容积(Vd/F)为 379 L 代谢与排泄:体内降解快且完全,主要从尿液排泄,半衰期为 11 min 左右,无蓄积	半衰期:2.4 h 吸收:皮下注射后 2.1 h 达到中位血药峰浓度 分布:表观分布容积为 28.3 L 代谢与排泄:经蛋白水解酶降解后,主要通过肾小球滤过清除。在人体的平均表观清除率为 9.1 L/h,平均终末半衰期为 2.4 h。其药代动力学特性不受剂量的影响	半衰期:13 h 吸收:皮下注射后的吸收比较缓慢,在给药后 8～12 h 达到最大血药浓度。皮下注射后的绝对生物利用度约为 55% 分布:皮下注射后的表观分布容积为 11～17 L,血浆蛋白结合率>98% 代谢与排泄:以一种与大分子蛋白类似的方式进行代谢,仅有少部分作为利拉鲁肽相关的代谢产物经尿液或粪便排泄(分别是 6% 和 5%)。单次皮下注射后的平均清除率约为 1.2 L/h,消除半衰期约为 13 h

通用名	利司那肽(Lixisenatide)	贝那鲁肽(Beinaglutide)	艾塞那肽(Exenatide)	利拉鲁肽(Liraglutide)
特殊患者群体	肝功能异常:无需调整剂量 肾功能不全:eGFR≥30 mL/(min·1.73 m^2),无需减量;eGFR<30 mL/(min·1.73 m^2),禁用 透析:不可清除 孕妇:禁用 哺乳期妇女:禁用 儿童:禁用 老人:无需调整剂量	肝功能异常:无需调整剂量 肾功能不全:eGFR≥60 mL/(min·1.73 m^2),无需减量;eGFR<60 mL/(min·1.73 m^2),禁用 透析:不可清除 孕妇:禁用 哺乳期妇女:禁用 儿童:禁用 老人:60~70岁无需调整剂量,75岁以上患者尚不明确	肝功能异常:无需调整剂量 肾功能不全:eGFR≥30 mL/(min·1.73 m^2),无需减量;eGFR<30 mL/(min·1.73 m^2),禁用 透析:不可清除 孕妇:权衡利弊 FDA妊娠分级:C级 哺乳期妇女:慎用 哺乳期用药分级:L3级 儿童:可用于10岁以上患有2型糖尿病的儿童 老人:无需调整剂量	肝功能异常:轻、中度肝功能不全者无需剂量调整,不推荐用于重度肝功能不全者 肾功能不全:eGFR≥15 mL/(min·1.73 m^2),无需减量;eGFR<15 mL/(min·1.73 m^2),禁用 透析:不可清除 孕妇:禁用 FDA妊娠分级:C级 哺乳期妇女:禁用 哺乳期用药分级:L3级 儿童:可用于10岁以上患有2型糖尿病的儿童 老人:无需调整剂量
注意事项	1) 不得用于1型糖尿病患者或用于治疗糖尿病酮症酸中毒 2) 不得用于甲状腺髓样癌既往史或家族史患者以及2型多发性内分泌肿瘤综合征患者 3) 使用胰高血糖素样肽-1受体激动剂有引发急性胰腺炎的风险 4) 可能引起一过性的胃肠道不良反应,包括恶心、呕吐和腹泻等 5) 不推荐用于炎症性肠炎病和糖尿病性胃轻瘫患者 6) 胰高血素样肽-1受体激动剂可以使2型糖尿病患者的收缩压降低2~3 mmHg,同时具有降低体重、改善血脂谱的作用			

表 1-9　长效胰高糖素样肽-1 受体激动剂类降糖药物

通用名	度拉糖肽 (Dulaglutide)	司美格鲁肽 (Semaglutide)	阿必鲁肽 (Albiglutide)	聚乙二醇洛塞那肽 (Polyethylene Glycol Loxenatide)	艾塞那肽微球 (Exenatide Microspheres)
用　途	用于成人 2 型糖尿病的血糖控制,可用于降低伴有心血管疾病的 2 型糖尿病成人患者的主要心血管不良事件风险				
作用机制	结合并激活 GLP-1 受体,通过介导 GLP-1 受体,以葡萄糖依赖的方式,刺激胰岛素分泌,并降低胰高血糖素分泌,延缓胃排空				
用法用量	皮下注射,每周 1 次,每次 0.75~1.5 mg	皮下注射,每周 1 次,每次 0.25~1 mg	皮下注射,每周 1 次,每次 30~50 mg	皮下注射,每周 1 次,起始剂量为 0.1 mg 或 0.2 mg	皮下注射,每周 1 次,每次 2 mg
药代动力学	半衰期:4.5 d 吸收:皮下注射后,在 48 h 血药浓度达到峰值。2~4 周达到稳态血药浓度。平均绝对生物利用度分别为 47%~65% 分布:度拉糖肽 0.75 mg 和 1.5 mg 皮下给药达稳态后,表观分布容积为 19.2 L 和 17.5 L 代谢:通过蛋白质分解代谢途径降解为其组成成分氨基酸 排泄:稳态时度拉糖肽清除半衰期约 4.5 日	半衰期:7 d 吸收:绝对生物利用度为 89%,给药后 1~3 日达到最大血药浓度,4~5 周后达到稳态血药浓度 分布:表观分布容积约为 12.5 L,血浆白蛋白结合率＞99% 代谢:主要代谢途径为蛋白酶剪切肽链和脂肪酸侧链的一系列的 β-氧化 排泄:主要通过尿液和粪便排泄,约 2/3 经尿液排泄,约 1/3 经粪便排泄,约 3%以原型经尿液排泄	半衰期:5 d 吸收:单次皮下注射 30 mg 的剂量,血药浓度达到峰值时间为 3~5 日,每周 1 次给药,4~5 周后达稳态血药浓度 分布:表观分布容积为 11 L 代谢:预估的代谢途径为蛋白水解酶分解的小肽和单个氨基酸,可能与人类白蛋白代谢途径相似,即主要通过血管内皮分解 排泄:平均表观清除率为 67 mL/h,消除半衰期约为 5 日	半衰期:4~5 d 吸收:平均血药浓度达到峰值时间约为 67 h 分布:健康受试者平均表观分布容积为 2.91~3.13 L;2 型糖尿病患者表观分布容积为 2.72~5.43 L 代谢:经典生物转化研究尚未进行 排泄:主要以原型通过肾脏清除。单次给药体内平均清除率约为 14.55~19.54 mL/h,平均半衰期为 104~121 h	吸收:微球释放历时约 10 周。初期为表面结合的药物释放,接着是微球内逐渐释放,在第 2 周和第 6~7 周会先后出现两个血药浓度峰值 分布:表观分布容积为 28.3 L 代谢:主要通过蛋白水解降解,然后通过肾小球滤过消除 排泄:在人体的平均表观清除率为 9.1 L/h,停用 10 周后,血浆浓度降至最低可测浓度(10 pg/mL)以下

通用名	度拉糖肽 (Dulaglutide)	司美格鲁肽 (Semaglutide)	阿必鲁肽 (Albiglutide)	聚乙二醇洛塞那肽 (Polyethylene Glycol Loxenatide)	艾塞那肽微球 (Exenatide Microspheres)
特殊 患者群体	肝功能异常：无需调整剂量 肾功能不全：eGFR≥15 mL/(min·1.73 m²)，无需减量；eGFR<15 mL/(min·1.73 m²)，禁用 透析：不可清除 孕妇：禁用 FDA妊娠分级：C级 哺乳期妇女：禁用 儿童：禁用 老人：无需调整剂量	肝功能异常：无需调整剂量 肾功能不全：eGFR≥15 mL/(min·1.73 m²)，无需减量；eGFR<15 mL/(min·1.73 m²)，禁用 透析：不可清除 孕妇：计划妊娠前应至少停用2个月 哺乳期妇女：禁用 儿童：禁用 老人：无需调整剂量	肝功能异常：无需调整剂量 肾功能不全：eGFR≥15 mL/(min·1.73 m²)，无需减量；eGFR<15 mL/(min·1.73 m²)，禁用 透析：不可清除 孕妇：权衡利弊 FDA妊娠分级：C级 哺乳期妇女：权衡利弊 儿童：禁用 老人：无需调整剂量	肝功能异常：无需调整剂量 肾功能不全：eGFR≥60 mL/(min·1.73 m²)，无需减量；30 mL/(min·1.73 m²)≤eGFR<60 mL/(min·1.73 m²)，减量；eGFR<30 mL/(min·1.73 m²)，禁用 透析：不可清除 孕妇：禁用 哺乳期妇女：禁用 儿童：禁用 老人：无需调整剂量	肝功能异常：无需调整剂量 肾功能不全：eGFR≥50 mL/(min·1.73 m²)，无需减量；30 mL/(min·1.73 m²)≤eGFR<50 mL/(min·1.73 m²)，慎用；eGFR<30 mL/(min·1.73 m²)，禁用 透析：不可清除 孕妇：权衡利弊 FDA妊娠分级：C级 哺乳期妇女：权衡利弊 哺乳期用药分级：L3级 儿童：禁用 老人：年龄对艾塞那肽的药代动力学没有影响，老年患者开始治疗时应谨慎
注意事项	1) 不得用于1型糖尿病患者或用于治疗糖尿病酮症酸中毒 2) 不得用于甲状腺髓样癌既往史或家族史患者以及2型多发性内分泌肿瘤综合征患者 3) 使用胰高血糖素样肽-1受体激动剂有引发急性胰腺炎的风险 4) 可能引起一过性的胃肠道不良反应，包括恶心、呕吐和腹泻等 5) 不推荐用于炎症性肠炎病和糖尿病性胃轻瘫患者 6) 胰高糖素样肽-1受体激动剂可以使2型糖尿病患者的收缩压降低2～3 mmHg，同时具有降低体重、改善血脂谱的作用				

1.8 胰岛素类降糖药物

表 1–10 速效及短效胰岛素类降糖药物

药品名称	门冬胰岛素 (Insulin Aspart)	赖脯胰岛素 (Insulin Lispro)	谷赖胰岛素 (Insulin Glulisine)	人胰岛素 (Human Insulin)	普通胰岛素 (Regular Insulin)
用　　途	用于糖尿病患者的血糖控制				
作用机制	胰岛素的主要药效为降血糖,同时影响蛋白质和脂肪代谢,包括以下多方面的作用: 1) 抑制肝糖原分解及糖原异生作用,减少肝输出葡萄糖 2) 促使肝摄取葡萄糖及肝糖原的合成 3) 促使肌肉和脂肪组织摄取葡萄糖和氨基酸,促使蛋白质和脂肪的合成和贮存 4) 促使肝生成极低密度脂蛋白并激活脂蛋白脂酶,促使极低密度脂蛋白的分解 5) 抑制脂肪及肌肉中脂肪和蛋白质的分解,抑制酮体的生成并促进周围组织对酮体的利用				
用法用量	可静脉滴注;皮下注射,紧临餐前,给药剂量应个体化	可静脉注射或静脉滴注;皮下注射,紧临餐前,给药剂量应个体化	可静脉滴注;皮下注射,紧临餐前,给药剂量应个体化	可静脉注射或静脉滴注;皮下注射,餐前 30 min,给药剂量应个体化	可静脉滴注;皮下注射,餐前 30 min,给药剂量应个体化
药代动力学	起效:10～20 min;峰值:1～1.5 h;持续:3～5 h 吸收:吸收迅速,血药浓度达到峰值时间为1～1.5 h	起效:10～15 min;峰值:1～2 h;持续:3～5 h 吸收:吸收迅速,血药浓度达到峰值时间为1～2 h	起效:10～20 min;峰值:1～2 h;持续:3～5 h 吸收:吸收迅速,血药浓度达到峰值时间为1～2 h	起效:30～60 min;峰值:2～4 h;持续:5～8 h 吸收:吸收迅速,血药浓度达到峰值时间为1～3 h	起效:30～60 min;峰值:2～4 h;持续:5～7 h 吸收:吸收迅速,血药浓度达到峰值时间为2～4 h
	分布:皮下吸收,入血液循环,对血浆蛋白没有很强的亲和力,血液循环中出现胰岛素抗体(如果存在)的情况除外 代谢:主要在肝脏及肾脏分解(肝 40%～50%,肾 40%左右)。有两种方式:				

药品名称	门冬胰岛素（Insulin Aspart）	赖脯胰岛素（Insulin Lispro）	谷赖胰岛素（Insulin Glulisine）	人胰岛素（Human Insulin）	普通胰岛素（Regular Insulin）
药代动力学	1）通过存在于肝及肾小管上皮细胞的谷胱甘肽-胰岛素转氢酶,在还原型谷胱甘肽存在的条件下,使胰岛素的二硫键断裂,胰岛素被灭活 2）通过一种特殊的蛋白水解酶使胰岛素肽链断裂,之后胰岛素分子即灭活 排泄：胰岛素在体内的半衰期为 4.8 min,通过皮下组织的吸收速率测定吸收阶段的半衰期,因此吸收阶段的半衰期是测定吸收速率而不是胰岛素从血浆中清除的速率。速效胰岛素吸收阶段的半衰期为 0.5～1.5 h,短效胰岛素为 2～5 h,中长效胰岛素为 5～10 h				
特殊患者群体	肝功能异常：可用,严重肝功能损害者由于葡萄糖异生能力降低及胰岛素代谢降低,对胰岛素的需要量可能减少。建议加强血糖监测,进行个体化的胰岛素剂量调整 肾功能不全：可用,肾功能损害者由于胰岛素代谢减慢,对胰岛素的需要量可能减少。建议加强血糖监测,进行个体化的胰岛素剂量调整 透析：不可清除 孕妇：可用于孕妇,建议患有糖尿病的妊娠妇女在整个妊娠期间和计划妊娠时采用强化血糖控制的治疗方式,并监测血糖。但谷赖胰岛素,尚无妊娠期妇女使用该药充分的研究数据,妊娠期妇女慎用 哺乳期妇女：哺乳期妇女使用不受限制。哺乳期妇女用胰岛素治疗,不会对婴儿产生危害。但是剂量和哺乳期妇女的饮食可能需要做相应的调整				
	FDA 妊娠分级：B 级 儿童：可用于 2 岁及以上的儿童和青少年	FDA 妊娠分级：B 级 儿童：可用于 12 岁及以上的儿童和青少年	FDA 妊娠分级：C 级 儿童：临床数据有限,慎用	FDA 妊娠分级：B 级 儿童：儿童和青少年用药中的药代动力学特征与成人用药基本相同	FDA 妊娠分级：B 级 儿童：儿童和青少年用药中的药代动力学特征与成人用药基本相同
	老人：无特殊说明,或遵医嘱。老年人易发生低血糖,需特别注意饮食、体力活动的适量				

常见内分泌疾病药物使用手册

药品名称	门冬胰岛素 (Insulin Aspart)	赖脯胰岛素 (Insulin Lispro)	谷赖胰岛素 (Insulin Glulisine)	人胰岛素 (Human Insulin)	普通胰岛素 (Regular Insulin)
注意要点	1) 可能有低血糖反应,严重者低血糖昏迷,有严重肝、肾功能损害等应密切观察血糖 2) 有下列情况,胰岛素需要量减少:肝功能异常、甲状腺功能减退、恶心呕吐、肾功能异常等 3) 有下列情况,胰岛素需要量增加:高热、甲状腺功能亢进、肢端肥大症、糖尿病酮症酸中毒、严重感染或外伤、重大手术等 4) 所有胰岛素类药物均会引起钾离子从细胞外转移至细胞内,导致低钾血症。未经治疗的低钾血症可能引起呼吸麻痹、室性心律失常和死亡				

表 1-11　预混胰岛素类降糖药

药品名称	预混门冬 胰岛素30 (Insulin Aspart 30)	精蛋白锌重组赖脯 胰岛素(25R) (Mixed Protamine Zinc Recombinant Human Insulin Lispro 25R)	精蛋白锌重组赖脯 胰岛素(50R) (Mixed Protamine Zinc Recombinant Human Insulin Lispro 50R)	预混人胰岛素注射液 (30R,70/30) (70% Human Insulin Isophane and 30% Human Insulin)	预混人胰岛素注射液 (50R) (50% Human Insulin Isophane and 50% Human Insulin)
用　途	用于糖尿病患者的血糖控制				
作用机制	胰岛素的主要药效为降血糖,同时影响蛋白质和脂肪代谢,包括以下多方面的作用: 1) 抑制肝糖原分解及糖原异生作用,减少肝输出葡萄糖 2) 促使肝摄取葡萄糖及肝糖原的合成 3) 促使肌肉和脂肪组织摄取葡萄糖和氨基酸,促使蛋白质和脂肪的合成和贮存 4) 促使肝生成极低密度脂蛋白并激活脂蛋白脂酶,促使极低密度脂蛋白的分解 5) 抑制脂肪及肌肉中脂肪和蛋白质的分解,抑制酮体的生成并促进周围组织对酮体的利用				
用法用量	皮下注射,紧临餐前,给药剂量应个体化			皮下注射,早、晚餐前 30 min,给药剂量应个体化	

药品名称	预混门冬 胰岛素 30 （Insulin Aspart 30）	精蛋白锌重组赖脯 胰岛素（25R） （Mixed Protamine Zinc Recombinant Human Insulin Lispro 25R）	精蛋白锌重组赖脯 胰岛素（50R） （Mixed Protamine Zinc Recombinant Human Insulin Lispro 50R）	预混人胰岛素注射液 （30R，70/30） （70％ Human Insulin Isophane and 30％ Human Insulin）	预混人胰岛素注射液 （50R） （50％ Human Insulin Isophane and 50％ Human Insulin）
药代 动力学	起效：10～15 min；峰值：0.5～1.5 h；持续：14～24 h 吸收：由快速（30％）和缓慢起效（70％）的两种胰岛素混合而成，短效胰岛素吸收迅速，血药浓度达到峰值时间为0.5～1.5 h，另外70％结晶相是精蛋白门冬胰岛素，具有较长的吸收作用时间	起效：15 min；峰值：0.5～1.17 h；持续：16～24 h 吸收：由快速（25％）和缓慢起效（75％）的两种胰岛素混合而成，短效胰岛素吸收迅速，血药浓度达到峰值时间为0.5～1.17 h，精蛋白锌赖脯胰岛素药代动力学特征与体内基础胰岛素（NPH）相似，具有较长的吸收作用时间	起效：15 min；峰值：0.5～1.17 h；持续：16～24 h 吸收：由快速（50％）和缓慢起效（50％）的两种胰岛素混合而成，短效胰岛素吸收迅速，血药浓度达到峰值时间为0.5～1.17 h，精蛋白锌赖脯胰岛素药代动力学特征与体内基础胰岛素（NPH）相似，具有较长的吸收作用时间	起效：30 min；峰值：2～3 h；持续：14～24 h 吸收：由快速（30％）和缓慢起效（70％）的两种胰岛素混合而成，短效胰岛素吸收迅速，血药浓度达到峰值时间为1.5～2.3 h，中长效胰岛素具有较长的吸收作用时间	起效：30 min；峰值：2～3 h；持续：10～24 h 吸收：由快速（50％）和缓慢起效（50％）的两种胰岛素混合而成，短效胰岛素吸收迅速，血药浓度达到峰值时间为1.5～2.3 h，中长效胰岛素具有较长的吸收作用时间

分布：皮下吸收，入血液循环，对血浆蛋白没有很强的亲和力，血液循环中出现胰岛素抗体（如果存在）的情况除外

代谢：主要在肝脏及肾脏分解（肝40％～50％，肾40％左右）。有两种方式：

1) 通过存在于肝及肾小管上皮细胞的谷胱甘肽-胰岛素转氢酶，在还原型谷胱甘肽存在的条件下，使胰岛素的二硫键断裂，胰岛素被灭活

2) 通过一种特殊的蛋白水解酶使胰岛素肽链断裂，之后胰岛素分子即灭活

排泄：胰岛素在体内的半衰期为4.8 min，通过皮下组织的吸收速率测定吸收阶段的半衰期，因此吸收阶段的半衰期是测定吸收速率而不是胰岛素从血浆中清除的速率。速效胰岛素吸收阶段的半衰期为0.5～1.5 h，短效胰岛素为2～5 h，中长效胰岛素为5～10 h

药品名称	预混门冬 胰岛素30 （Insulin Aspart 30）	精蛋白锌重组赖脯 胰岛素（25R） （Mixed Protamine Zinc Recombinant Human Insulin Lispro 25R）	精蛋白锌重组赖脯 胰岛素（50R） （Mixed Protamine Zinc Recombinant Human Insulin Lispro 50R）	预混人胰岛素注射液 （30R,70/30） （70% Human Insulin Isophane and 30% Human Insulin）	预混人胰岛素注射液 （50R） （50% Human Insulin Isophane and 50% Human Insulin）
特殊 患者群体	肝功能异常：可用,严重肝损害者由于葡萄糖异生能力降低及胰岛素代谢降低,对胰岛素的需要量可能减少。建议加强血糖监测,进行个体化的胰岛素剂量调整 肾功能不全：可用,肾功能损害者由于胰岛素代谢减慢,对胰岛素的需要量可能减少。建议加强血糖监测,进行个体化的胰岛素剂量调整 透析：不可清除 孕妇：可用于孕妇,建议患有糖尿病的妊娠妇女在整个妊娠期间和计划妊娠时采用强化血糖控制的治疗方式,并监测血糖 哺乳期妇女：哺乳期妇女使用不受限制。哺乳期妇女用胰岛素治疗,不会对婴儿产生危害。但是剂量和哺乳期妇女的饮食可能需要做相应的调整				
	FDA 妊娠分级：B 级 儿童：可用于 10 岁及以上的儿童和青少年	FDA 妊娠分级：B 级 儿童：可用于 12 岁及以上的儿童和青少年	FDA 妊娠分级：B 级 儿童：可用于 12 岁及以上的儿童和青少年	FDA 妊娠分级：B 级 儿童：儿童和青少年用药中的药代动力学特征与成人用药基本相同	FDA 妊娠分级：B 级 儿童：儿童和青少年用药中的药代动力学特征与成人用药基本相同
	老人：无特殊说明,或遵医嘱。老年人易发生低血糖,需特别注意饮食、体力活动的适量				
注意要点	1）可能有低血糖反应,严重者低血糖昏迷,有严重肝、肾功能损害等应密切观察血糖 2）有下列情况,胰岛素需要量减少：肝功能异常、甲状腺功能减退、恶心呕吐、肾功能异常等 3）有下列情况,胰岛素需要量增加：高热、甲状腺功能亢进、肢端肥大症、糖尿病酮症酸中毒、严重感染或外伤、重大手术等 4）所有胰岛素类药物均会引起钾离子从细胞外转移至细胞内,导致低钾血症。未经治疗的低钾血症可能引起呼吸麻痹、室性心律失常和死亡				

表 1–12 中长效及长效胰岛素类降糖药

药品名称	精蛋白生物合成人胰岛素（Isophane Protamine Human Insulin)	甘精胰岛素 U100（Insulin Glargine U100)	甘精胰岛素 U300（Insulin Glargine U300)	地特胰岛素（Insulin Detemir)	德谷胰岛素（Insulin Degludec)
用　　途	用于糖尿病患者的血糖控制				
作用机制	精蛋白生物合成人胰岛素为中长效胰岛素,甘精胰岛素 U100、甘精胰岛素 U300、地特胰岛素、德谷胰岛素均为长效胰岛素。胰岛素的主要药效为降血糖,同时影响蛋白质和脂肪代谢,包括以下多方面的作用: 1) 抑制肝糖原分解及糖原异生作用,减少肝输出葡萄糖 2) 促使肝摄取葡萄糖及肝糖原的合成 3) 促使肌肉和脂肪组织摄取葡萄糖和氨基酸,促使蛋白质和脂肪的合成和贮存 4) 促使肝生成极低密度脂蛋白并激活脂蛋白脂酶,促使极低密度脂蛋白的分解 5) 抑制脂肪及肌肉中脂肪和蛋白质的分解,抑制酮体的生成并促进周围组织对酮体的利用				
用法用量	皮下注射,可以每晚 1 次或早、晚每日 2 次,给药剂量应个体化	皮下注射,每日 1 次,早餐前或晚间给药,给药剂量应个体化	皮下注射,每日 1 次,可以在任何时间给药,最好在每日相同时间,给药剂量应个体化	皮下注射,每日 1 次,早餐前或晚间,给药剂量应个体化	皮下注射,每日 1 次,可以在任何时间给药,最好在每日相同时间,给药剂量应个体化
药代动力学	起效:2.5～3 h;峰值:5～7 h;持续:13～16 h 吸收:吸收缓慢,血药浓度达到峰值时间为 4～6 h 分布:皮下吸收,入血液循环,对血浆蛋白没有很强的亲和力 代谢:胰岛素蛋白酶或	起效:2～3 h;峰值:无峰;持续:30 h 吸收:吸收远比人 NPH 胰岛素慢而长,且无峰值 分布:每日 1 次注射,2～4 日血清胰岛素浓度可达到稳态 代谢:在 β 链的羧酸端被降解,形成 2 种活性代	起效:6 h;峰值:无峰;持续:36 h 吸收:吸收比甘精胰岛素 U100 更缓慢,且无峰值 分布:每日 1 次注射,3～4 日血清胰岛素浓度可达到稳态 代谢:在 β 链的羧酸端被降解,形成 2 种活性代	起效:3～4 h;峰值:6～8 h;持续:24 h 吸收:吸收缓慢,血药浓度达到峰值时间 6～8 h 分布:表观分布容积(大约 0.1 L/kg),表明大部分地特胰岛素分布在血液中 代谢:主要在肝脏及肾脏降解,所有形成的代	起效:1 h;峰值:无峰;持续:42 h 吸收:具有较长的吸收作用时间 分布:每日 1 次注射,2～3 日达稳态血药浓度,血浆蛋白结合率>99% 代谢:主要在肝脏及肾脏降解,所有形成的代

药品名称	精蛋白生物合成人胰岛素 （Isophane Protamine Human Insulin）	甘精胰岛素 U100 （Insulin Glargine U100）	甘精胰岛素 U300 （Insulin Glargine U300）	地特胰岛素 （Insulin Detemir）	德谷胰岛素 （Insulin Degludec）
药代 动力学	胰岛素降解酶会降解人胰岛素，蛋白二硫异构酶也可能降解人胰岛素 排泄：皮下注射后的半衰期由皮下组织的吸收速率决定。半衰期为 5～10 h	谢物 M1（21A－甘氨酸－胰岛素）和 M2（21A－甘氨酸－脱－30B－苏氨酸－胰岛素）。血浆中主要循环化合物为代谢物 M1 排泄：半衰期由皮下组织的吸收速率决定。半衰期约 12 h	谢物 M1（21A－甘氨酸－胰岛素）和 M2（21A－甘氨酸－脱－30B－苏氨酸－胰岛素）。血浆中主要循环化合物为代谢物 M1 排泄：半衰期由皮下组织的吸收速率决定。半衰期为 18～19 h	谢物都没有活性 排泄：皮下注射后的半衰期由皮下组织的吸收速率决定。半衰期 5～7 h	谢物都没有活性 排泄：半衰期由皮下组织的吸收速率决定。半衰期约为 25 h
特殊 患者群体	肝功能异常：可用，严重肝损害者由于葡萄糖异生能力降低及胰岛素代谢降低，对胰岛素的需要量可能减少。建议加强血糖监测，进行个体化的胰岛素剂量调整 肾功能不全：可用，肾功能损害者由于胰岛素代谢减慢，对胰岛素的需要量可能减少。建议加强血糖监测，进行个体化的胰岛素剂量调整 透析：不可清除				
	孕妇：可用于孕妇，建议患有糖尿病的妊娠妇女在整个妊娠期间和计划妊娠时采用强化血糖控制的治疗方式，并监测血糖 哺乳期妇女：哺乳期妇女使用不受限制。哺乳期妇女用胰岛素治疗，不会对婴儿产生危害。但是剂量和哺乳期妇女的饮食可能需要做相应的调整				孕妇：尚无临床经验，不推荐使用 FDA 妊娠分级：C 级 哺乳期妇女：尚无临床经验，用药时停止哺乳 哺乳期用药分级：L3 级
	FDA 妊娠分级：B 级 儿童：儿童和青少年用药中的药代动力学特征与成人用药基本相同	FDA 妊娠分级：C 级 哺乳期用药分级：L1 级 儿童：可用于 6 岁及以上的儿童和青少年	FDA 妊娠分级：C 级 哺乳期用药分级：L1 级	FDA 妊娠分级：B 级 儿童：可用于 6 岁及以上的儿童和青少年	
	老人：无特殊说明，或遵医嘱。老年人易发生低血糖，需特别注意饮食、体力活动的适量				

第 1 章　糖尿病治疗药物

药品名称	精蛋白生物合成人胰岛素（Isophane Protamine Human Insulin）	甘精胰岛素 U100（Insulin Glargine U100）	甘精胰岛素 U300（Insulin Glargine U300）	地特胰岛素（Insulin Detemir）	德谷胰岛素（Insulin Degludec）
注意事项	1）可能有低血糖反应，严重者低血糖昏迷，有严重肝、肾功能损害等应密切观察血糖 2）有下列情况，胰岛素需要量减少：肝功能异常、甲状腺功能减退、恶心呕吐、肾功能异常等 3）有下列情况，胰岛素需要量增加：高热、甲状腺功能亢进、肢端肥大症、糖尿病酮症酸中毒、严重感染或外伤、重大手术等 4）所有胰岛素类药物均会引起钾离子从细胞外转移至细胞内，导致低钾血症。未经治疗的低钾血症可能引起呼吸麻痹、室性心律失常和死亡				

1.9 其他类降糖药物

表 1–13 葡萄糖激酶激活剂、口服 GLP-1RA 制剂、GLP-1/GIP 双通道激动剂、双胰岛素类降糖药物

药品名称	多格列艾汀 (Dorzagliatin)	司美格鲁肽片 (Semaglutide Tablets)	替尔泊肽 (Tirzepatide)	德谷门冬双胰岛素 70/30 (Insulin Degludec and Insulin Aspart 70/30)
用 途	用于 2 型糖尿病患者的血糖控制；司美格鲁肽适用于降低伴有心血管疾病的 2 型糖尿病成人患者的主要心血管不良事件（心血管死亡、非致死性心肌梗死或非致死性卒中）风险			
作用机制	作用于葡萄糖激酶靶点，改善 2 型糖尿病患者受损的葡萄糖刺激的胰岛素和 GLP-1 分泌，进而改善 β 细胞功能，减低胰岛素抵抗	GLP-1 受体激动剂，结合且激活 GLP-1 受体，以葡萄糖依赖的方式，刺激胰岛素分泌，并降低胰高血糖素分泌，延缓胃排空	一种葡萄糖依赖性促胰岛素多肽（GIP）受体和 GLP-1 受体激动剂，以葡萄糖依赖方式促进胰岛素分泌，并抑制胰高糖素分泌	同德谷胰岛素及门冬胰岛素，含德谷胰岛素 70%，门冬胰岛素 30%
用法用量	口服，每日 2 次，每次 75 mg，早、晚餐前 1 h 内任何时间服用	口服，初始剂量，每日 1 次，每次 3 mg，餐前 30 min 整片吞服，根据血糖控制情况可加量至 7 mg 或 14 mg，每次调整间隔 30 日	皮下注射，推荐每周 1 次，起始剂量 2.5 mg，4 周后如需额外的血糖控制，以 2.5 mg 的增量调整，最大剂量为每周 1 次，每次 15 mg	皮下注射，可灵活变动胰岛素的给药时间，只要随主餐给药即可。给药剂量应个体化，推荐的每日总起始剂量为 10 单位
药代动力学	半衰期：4.5～8.6 h 吸收：给药后 1.25～2.5 h 内血药浓度达到峰值 分布：血浆蛋白结合率 6.72%	吸收：给药后 1 h 达到最大血药浓度，给药 4～5 周后达到稳态血药浓度。绝对生物利用度为 0.4%～1%	半衰期：116.7 h，5 日被代谢 吸收：血药浓度达到峰值的时间为 8～72 h，平均绝对生物利用度为 80%	起效：0.17～0.25 h；峰值：1.2 h；持续：>24 h 吸收：门冬胰岛素吸收迅速，血药浓度达到峰值时间为 1～1.5 h。德谷胰岛素吸收缓慢，2～3 日达稳态血药浓度

药品名称	多格列艾汀 (Dorzagliatin)	司美格鲁肽片 (Semaglutide Tablets)	替尔泊肽 (Tirzepatide)	德谷门冬双胰岛素 70/30 (Insulin Degludec and Insulin Aspart 70/30)
药代 动力学	代谢：在肝脏经细胞色素 CYP3A4 介导代谢 排泄：单次口服给药后消除半衰期为 4.5～8.6 h，主要经粪便（59.20%）和尿液（35.07%）排泄	分布：表观分布容积约为 8 L，血浆白蛋白结合率>99% 代谢：在组织中广泛代谢，主要途径是通过肽链的蛋白水解和脂肪酸侧链的连续 β-氧化来代谢 排泄：主要通过尿液（约 2/3 的相关物质和 3% 原型药）和粪便排泄（约 1/3）	分布：表观分布体积约为 10.3 L，与血浆白蛋白结合率 99% 代谢：在组织中广泛代谢，经肽骨架的蛋白水解、C20 脂肪酸二酸部分的 β-氧化及酰胺水解代谢 排泄：表观群体平均清除率为 0.061 L/h，消除半衰期约为 5 日，代谢产物主要经尿液和粪便排泄	分布：德谷胰岛素血浆蛋白结合率＞99%，门冬胰岛素＜10% 代谢：形成的所有代谢产物均无活性 排泄：半衰期由皮下组织的吸收速率决定。基础成分的半衰期约为 25 h，与剂量不相关
特殊 患者群体	肝功能异常：轻度肝功能损害者无需调整剂量，中度和重度肝功能损害者不推荐使用 肾功能不全：无需调整剂量 孕妇：不推荐使用 哺乳期妇女：不推荐使用 儿童：尚未确定在 18 岁以下儿童及青少年患者中的安全性和有效性，不推荐使用 老人：无需调整剂量	肝功能异常：无需调整剂量 肾功能不全：eGFR≥15 mL/（min・1.73 m²），无需减量；eGFR<15 mL/（min・1.73 m²），禁用 孕妇：使用本药的数据有限，禁用 哺乳期妇女：禁用 老人：无需调整剂量	肝功能异常：无需调整剂量 肾功能不全：无需调整剂量 孕妇：权衡利弊使用 哺乳期妇女：禁用 儿童：禁用 老人：无需调整剂量	肝功能异常：可用，应加强血糖监测，并进行个体化的胰岛素剂量调整 肾功能不全：可用，建议加强血糖监测，进行个体化的胰岛素剂量调整 透析：不可清除 孕妇：尚无临床经验，不推荐使用 哺乳期妇女：尚无临床经验，用药时停止哺乳 老人：应强化血糖监测，进行个体化的胰岛素剂量调整

药品名称	多格列艾汀 （Dorzagliatin）	司美格鲁肽片 （Semaglutide Tablets）	替尔泊肽 （Tirzepatide）	德谷门冬双胰岛素 70/30 （Insulin Degludec and Insulin Aspart 70/30）
注意事项	部分患者可能出现肝酶升高，如出现肝酶上升相关的临床表现，建议及时就医	使用 GLP-1 受体激动剂有引发急性胰腺炎的风险，但因果关系尚未建立。如果怀疑胰腺炎，应停用；如果确诊急性胰腺炎，不应重新使用。有胰腺炎病史的患者应慎用	1）使用 GLP-1 受体激动剂有引发急性胰腺炎的风险，但因果关系尚未建立。如果怀疑胰腺炎，应停用；如果确诊急性胰腺炎，不应重新使用。有胰腺炎病史的患者应慎用 2）有引发甲状腺 C 细胞肿瘤的风险	1）漏餐或无计划的剧烈体育运动可能会引起低血糖 2）所有胰岛素类药物均会引起钾离子从细胞外转移至细胞内，导致低钾血症。未经治疗的低钾血症可能引起呼吸麻痹、室性心律失常和死亡

（李林通　王希冉　淡重辉　何茜茜　冉啟维　冯　瑾）

糖尿病慢性并发症治疗药物

常见糖尿病慢性并发症主要有：糖尿病神经病变、糖尿病下肢动脉病变、糖尿病肾病和糖尿病视网膜病变等。

糖尿病神经病变是因不同病理、生理机制所致的具有多样化表现的一组临床综合征，是糖尿病最常见的慢性并发症。目前主要的治疗药物如下。1）神经修复：甲钴胺、神经生长因子等。2）抗氧化应激：抑制脂质过氧化，增加神经营养血管的血流量，提高神经 Na^+-K^+-ATP 酶活性，直接清除活性氧簇和自由基，保护血管内皮功能，常用药物为 α-硫辛酸。3）抑制醛糖还原酶：糖尿病可引起多元醇通路过度激活，醛糖还原酶抑制剂通过作用于醛糖还原酶而抑制多元醇通路异常、改善代谢紊乱，有效改善糖尿病神经病变的主观症状和神经传导速度，常用药物为依帕司他。4）改善微循环：周围神经血流减少是导致糖尿病神经病变发生的一个重要因素，通过扩张血管、改善血液高凝状态和微循环，提高神经细胞的血氧供应，可有效改善糖尿病神经病变的临床症状。5）治疗神经痛：① 抗惊厥药：包括普瑞巴林、加巴喷丁、丙戊酸钠和卡马西平等，普瑞巴林（或加巴喷丁）可以作为初始治疗药物改善症状；② 抗抑郁药：包括度洛西汀、文拉法辛、阿米替林、丙咪嗪和西酞普兰等。度洛西汀可以作为疼痛的初始治疗药物。由于阿片类药物具有成瘾性和发生其他并发症的风险较高，因此不推荐作为治疗痛性神经病变的一、二线药物。

糖尿病下肢动脉病变是外周动脉疾病的一个组成成分，表现为下肢动脉的狭窄或闭塞。糖尿病患者下肢动脉病变通常是指下肢动脉粥样硬化性病变。给予相应的抗血小板药物、他汀类调脂药及血管扩张药物等治疗。

由糖尿病相关因素导致的微循环障碍不仅在糖尿病血管并发症的发生中发挥重要作用，而且参与了胰岛素抵抗及糖尿病的发生、发展。改善糖尿病微循环障碍的药物主要包括：1）血管扩张药，如胰激肽原酶、前列地尔、贝前列素钠、己酮可可碱和钙通道阻滞剂等。2）影响血液流变学的抗血小板药、抗凝血药和促纤溶药。3）保护血管内皮的血管保护药和抗血管内皮生长因子药，如羟苯磺酸钙、康柏西普和雷珠单抗等。4）具有活血化瘀作用的部分中药制剂，如银杏叶制剂、复方丹参滴丸和血塞通等。

糖尿病肾病是指由糖尿病引起的慢性肾脏病，对糖尿病肾病患者主要进行包含不良生活方式调整、危险因素（高血糖、高血压、脂代谢紊乱等）控制及糖尿病教育在内的综合管理以降低糖尿病患者的肾脏不良事件和死亡风险。非甾体选择性盐皮质激素受体拮抗剂非奈利酮,已被证实对糖尿病合并慢性肾脏病患者具有明确的肾脏及心血管保护作用,长期使用可显著降低尿白蛋白/肌酐水平,且对血钾影响较小。

糖尿病视网膜病变是常见的糖尿病慢性并发症,也是成人失明的主要原因,尤其是增殖期糖尿病视网膜病变是糖尿病特有的并发症,罕见于其他疾病。血糖、血压和血脂的良好控制可预防或延缓糖尿病视网膜病变的进展,非诺贝特可减缓糖尿病视网膜病变进展,减少激光治疗需求。目前常用的辅助治疗包括抗氧化、改善微循环类药物如羟苯磺酸钙、活血化瘀类中成药如复方丹参芪明颗粒和血栓通胶囊等。

2.1 神经修复药物

表 2 - 1 神经修复药物

药品名称	甲钴胺(Mecobalamin)	腺苷钴胺(Cobamamide)
用 途	用于周围神经病及巨幼红细胞性贫血	用于巨幼红细胞性贫血、多发性神经炎、三叉神经痛、坐骨神经痛、神经麻痹
作用机制	内源性的辅酶 B_{12},参与一碳单位循环,在由同型半胱氨酸合成蛋氨酸的转甲基反应过程中起重要作用,参与脑细胞和脊髓神经元胸腺嘧啶核苷的合成,促进叶酸的利用和核酸代谢,促进核酸和蛋白质合成,起到营养神经的作用,从而改善糖尿病神经病变的症状	
用法用量	口服:每次 0.5 mg,每日 3 次 肌内注射或静脉注射:每次 0.5 mg,每日 1 次,每周 3 次	口服:每次 0.5~1.5 mg,每日 3 次 肌内注射:每次 0.5~1.5 mg,每日 1 次
药代动力学	半衰期:口服剂 12.5 h,注射剂 27~29 h 吸收:口服 3 h 达血药峰浓度,静脉注射 0~3 min 达血药峰浓度,肌内注射约 0.9 h 达血药峰浓度 代谢:经肝脏代谢,经氧化切断侧链(β-氧化)和(或)经硫醇 S-甲基化 排泄:经肾脏排泄	吸收:口服剂 3 h 达血药峰浓度,注射剂 1 h 达血药峰浓度 排泄:经肾脏排泄

药品名称	甲钴胺(Mecobalamin)	腺苷钴胺(Cobamamide)
特殊患者群体	肝功能异常：现有资料尚未记载,建议谨慎使用 肾功能不全：现有资料尚未记载,建议谨慎使用 孕妇：安全性尚不明确,在医生指导下可用 哺乳期妇女：安全性尚不明确,在医生指导下可用 儿童：口服剂每日 0.5 mg,分 3 次,注射剂每次 0.2～0.3 mg,每周 3 次 老人：酌情减量	肝功能异常：现有资料尚未记载,建议谨慎使用 肾功能不全：现有资料尚未记载,建议谨慎使用 孕妇：现有资料尚未记载,建议谨慎使用 哺乳期妇女：现有资料尚未记载,建议谨慎使用 儿童：每次 0.125～0.25 mg,每日 1～3 次,注射剂每日或隔日 1 次,每次 0.25～0.5 mg 老人：现有资料尚未记载,建议谨慎使用
注意要点	1) 服用 1 个月以上无效,无需继续服用 2) 从事汞及其化合物的人员,不宜长期大量服用	1) 遇光易分解,临用前再打开遮光包装,注射剂溶解后要尽快应用 2) 长期应用可出现缺铁性贫血,需补充铁剂

2.2 抗氧化应激及抑制醛糖还原酶活性药物

表 2-2 抗氧化应激及抑制醛糖还原酶活性药物

药品名称	硫辛酸(Thioctic Acid)	依帕司他(Epalrestat)
用　　途	用于糖尿病周围神经病变引起的感觉异常	用于糖尿病神经病变
作用机制	是B族维生素,是丙酮酸脱氢酶系和α-酮戊二酸脱氢酶系的辅酶,可降低神经组织的脂质氧化,抑制蛋白质糖基化,抑制醛糖还原酶,起到抗氧化作用,从而改善糖尿病神经病变的症状	可逆性的醛糖还原酶非竞争性抑制剂,对醛糖还原酶具有选择性抑制作用,起到抑制糖尿病性外周神经病变患者红细胞中山梨醇积累的作用,从而改善糖尿病神经病变的症状
用法用量	口服:每次 200 mg,每日 3 次,或每次 600 mg,每日 1 次,餐前 30 min 服用 静脉注射:每次 300~600 mg,每日 1 次,2~4 周为 1 个疗程	口服,饭前服用,每次 50 mg,每日 3 次
药代动力学	半衰期: 25 min 吸收: 吸收迅速 代谢: 经肝脏代谢,经氧化切断侧链(β-氧化)和(或)经硫醇S-甲基化 排泄: 经肾脏排泄	半衰期: 1.8 h 吸收: 1 h 达血药峰浓度 分布: 分布在消化道、肝脏、肾脏 代谢: 经肝脏代谢 排泄: 8%经肾排泄,80%经粪便排出
特殊患者群体	肝功能异常: 现有资料尚未记载,建议谨慎使用 肾功能不全: 现有资料尚未记载,建议谨慎使用 孕妇: 权衡利弊使用 哺乳期妇女: 权衡利弊使用 儿童: 现有资料尚未记载,建议谨慎使用 老人: 无需调整	肝功能异常: 现有资料尚未记载,建议谨慎使用 肾功能不全: 现有资料尚未记载,建议谨慎使用 孕妇: 权衡利弊使用 哺乳期妇女: 权衡利弊使用 儿童: 1 mg/(kg·次),每日 3 次 老人: 适当减量
注意要点	1) 可能增强胰岛素和口服降糖药的降血糖作用,应密切监测血糖 2) 静脉滴注时间约 30 min,注意避光保护	服用后尿液可能出现褐红色,因此有些检测项目(如胆红素、酮体)可能会受到影响

2.3 抗惊厥药物

药品名称	卡马西平(Carbamazepine)	加巴喷丁(Gabapentin)	普瑞巴林(Pregabalin)	丙戊酸钠(Sodium Valproate)
用　途	用于糖尿病周围神经痛，指南及共识* 推荐用于糖尿病神经病变			
作用机制	通过阻滞各种可兴奋细胞膜的 Na^+ 通道，起到明显抑制异常高频放电的发生和扩散的作用。同时还能增强中枢性抑制递质 GABA 在突触后的作用，从而减轻糖尿病周围神经病变患者的疼痛	通过与电压门控性钙通道的 α2δ 亚基高亲和力结合，起到减少脊髓中钙依赖性前痛觉神经递质的释放作用，从而减轻糖尿病周围神经病变患者的疼痛	通过干扰含 a2δ 亚基的钙通道转运和（或）减少钙电流，起到减少脊髓中钙依赖性前痛觉神经递质的释放作用，从而减轻糖尿病周围神经病变患者的疼痛	通过提高脑内 GABA 的浓度，能减慢 GABA 的分解代谢；同时提高谷氨酸脱羧酶活性，使 GABA 生成增多，进而使脑内抑制性突触的 GABA 含量增高，从而减轻糖尿病周围神经病变患者的疼痛
用法用量	1) 癫痫：每次 100～200 mg，每日 1～2 次；可增量至每次 400 mg，每日 2～3 次 2) 三叉神经痛：初始剂量每日 200～400 mg，可增至每次 200 mg，每日 3～4 次	第 1 日每次 300 mg，每日 1 次；第 2 日每次 300 mg，每日 2 次；第 3 日及以后每次 300 mg，每日 3 次，可逐渐增至最大日剂量 1 800 mg，分 3 次服用	口服，初始剂量为每日 150 mg，推荐最大剂量为每日 600 mg，分 2～3 次给药	起始剂量每日 10～15 mg/kg，随后递增至疗效满意为止，一般剂量为每日 20～30 mg/kg

药品名称	卡马西平(Carbamazepine)	加巴喷丁(Gabapentin)	普瑞巴林(Pregabalin)	丙戊酸钠(Sodium Valproate)
药代动力学	半衰期：25～65 h 吸收：吸收比较缓慢，12 h血药浓度达到峰值 分布：血浆蛋白结合率70％～80％ 代谢：经肝脏代谢 排泄：经尿（72％）和粪便（28％）排出	半衰期：5.7 h 吸收：生物利用度与剂量不成比例，2～3 h血药浓度达到峰值 分布：血浆蛋白结合率低（<3％） 代谢：体内代谢不明显 排泄：以原型经肾脏排泄	半衰期：6.3 h 吸收：吸收迅速，给药后1 h内血药浓度达到峰值 分布：不与血浆蛋白结合 代谢：约98％为原型 排泄：经肾脏排泄	半衰期：15～17 h 吸收：口服药物的生物利用度接近100％，1～4 h血药浓度达到峰值 分布：血药浓度约为50 μg/mL时，血浆蛋白结合率约为94％；血药浓度约为100 μg/mL时，血浆蛋白结合率为80％～85％ 代谢：经肝脏代谢 排泄：主要经肾脏排泄
特殊患者群体	肝功能异常：严重肝功能不全禁用 孕妇：权衡利弊，妊娠早期避免使用 FDA 妊娠分级：D 级 哺乳期妇女：不宜使用 哺乳期用药分级：L2 级 儿童：6 岁以下，每日 10～20 mg/kg，每日 2～3 次，最大日剂量 35 mg/kg；6～12岁，每次 100 mg，每日 2 次，	肝功能异常：无需调整 肾功能不全：CCr≥60 mL/min，每次400 mg，每日 3 次；30 mL/min≤CCr<60 mL/min，每次 300 mg，每日2 次；15 mL/min≤CCr<30 mL/min，每次 300 mg，每日 1 次；CCr<15 mL/min，每次 300 mg，隔日 1 次 透析：可清除 孕妇：权衡利弊使用，补充叶酸 FDA 妊娠分级：C 级 哺乳期妇女：权衡利弊	肝功能异常：无需调整用药剂量 肾功能不全：CCr≥60 mL/min，无需调整，每日 2～3 次；30 mL/min≤CCr<60 mL/min，剂量减半，每日 2～3 次；15 mL/min≤CCr<30 mL/min，剂量 1/6～1/3，每日 1～2次；CCr<15 mL/min，剂量 1/6，每日 1 次 透析：可清除	肝功能异常：禁用于急、慢性肝炎或有严重肝炎病史或家族史者 肾功能不全：慎用 孕妇：除非明确需要，不宜使用 FDA 妊娠分级：D 级，用于偏头痛预防时为 X 级 哺乳期妇女：偏头痛预防时禁用，其他适应证时权衡利弊

第 2 章　糖尿病慢性并发症治疗药物

药品名称	卡马西平(Carbamazepine)	加巴喷丁(Gabapentin)	普瑞巴林(Pregabalin)	丙戊酸钠(Sodium Valproate)
特殊患者群体	最大日剂量 1 000 mg；12～15 岁，同成人，最大日剂量 1 000 mg；15 岁以上，同成人，最大日剂量 1 200 mg 老人：无需调整	哺乳期用药分级：L2 级 儿童：3～12 岁，每日 10～15 mg/kg，分 3 次，3 日内增量至每日 40 mg/kg，分 3 次；12 岁以上，同成人 老人：无需调整	孕妇：权衡利弊使用 FDA 妊娠分级：C 级 哺乳期妇女：停药或停止哺乳 哺乳期用药分级：L3 级 儿童：不推荐 老人：根据肾功能调整剂量	哺乳期用药分级：L4 级 儿童：每日 20～30 mg/kg，每日 2 次，2 岁以下儿童慎用 老人：起始剂量减少，且剂量增加速度缓慢
注意要点	1) 用药期间避免饮酒 2) 用药期间避免与葡萄柚汁同服 3) 癫痫患者不能突然停药，一旦突然停药容易诱发癫痫发作	1) 用药期间不宜驾驶、操作机械或高空作业 2) 癫痫患者不能突然停药，一旦突然停药容易诱发癫痫发作 3) 糖尿病患者需经常监测血糖	1) 用药期间不宜驾驶、操作机械或高空作业 2) 不能骤然停药，需逐渐减量停药 3) 含乳糖，不耐受者避免使用 4) 糖尿病患者因接受普瑞巴林治疗而致体重增加时，需要调整降糖药物	1) 开始治疗前以及整个治疗期间，密切监测肝功能 2) 用药期间不宜驾驶、操作机械或高空作业 3) 必要时进行血药浓度监测 4) 用药期间避免饮酒

注：＊指南及共识参见参考文献[1]、[3]、[4]。

GABA，γ-氨基丁酸(Gamma-aminobutyric acid)；CCr，肌肝清除率(creatinine clearance rate)。

2.4 抗抑郁药物

表 2-4 抗抑郁药物

药品名称	度洛西汀(Duloxetine)	文拉法辛(Venlafaxine)	阿米替林(Amitriptyline)
用 途	用于糖尿病性周围神经痛,指南及共识推荐用于糖尿病神经病变		
作用机制	通过抑制 5-羟色胺(5-hydroxytryptamine,5-HT)、去甲肾上腺素(norepinephrine,NE)的再摄取而起到增强中枢神经系统的 5-HT、NE 效应,从而减轻糖尿病周围神经病变患者的疼痛		
用法用量	口服 1)抑郁症:每日 40 mg(每日 2 次)至每日 60 mg(每日 1～2 次) 2)焦虑障碍:起始剂量每次 60 mg,每日 1 次,最大日剂量可增至 120 mg 3)慢性肌肉骨骼疼痛:每次 30 mg,每日 1 次,1 周后可增至每次 60 mg,每日 1 次	口服 1)抑郁症:每日 75 mg(每日 2～3 次),最大日剂量为 225 mg(每日 3 次),重症患者可增量至每日 375 mg(每日 3 次) 2)焦虑障碍:每次 75 mg,每日 1 次,最大日剂量为 225 mg	口服,每次 25 mg,每日 2～3 次,逐渐增至每日 150～250 mg,每日 3 次;维持量每日 50～150 mg;极量每日不超过 300 mg
药代动力学	半衰期:12 h 吸收:口服 6 h 血药浓度达到峰值 分布:血浆蛋白有高度亲和性(>90%),主要与白蛋白和 α1-酸性糖蛋白结合 代谢:经肝脏代谢 排泄:大部分(约 70%)以代谢产物形式经尿液排出,约 20%经粪便排出	半衰期:12 h 吸收:易吸收,至少 92%被吸收,文拉法辛和 O-去甲基文拉法辛血药浓度达到峰值时间分别为 5.5 h 和 9 h 分布:文拉法辛和 O-去甲基文拉法辛在治疗血药浓度下,与血浆蛋白的结合率较小,分别为 27%和 30% 代谢:经肝脏首过代谢 排泄:87%药物经肾排排泄	半衰期:31～46 h 吸收:口服吸收好,生物利用度为 31%～61% 分布:血浆蛋白结合率 82%～96% 代谢:经肝脏代谢 排泄:经肾脏排泄

药品名称	度洛西汀（Duloxetine）	文拉法辛（Venlafaxine）	阿米替林（Amitriptyline）
特殊患者群体	肝功能异常：避免使用 肾功能不全：严重肾功能损害（GFR＜30 mL/min），避免使用 透析：不能清除 孕妇：权衡利弊使用 FDA 妊娠分级：C 级 哺乳期妇女：权衡利弊，需监测乳儿是否出现镇静、喂养困难和体重增长不良 哺乳期用药分级：L3 级 儿童：7～17 岁焦虑障碍，每次 30～60 mg，每日 1 次，最大日剂量为 120 mg 老人：起始剂量为每次 30 mg，每日 1 次，2 周后，可考虑将目标剂量增至每次 60 mg，每日 1 次	肝功能异常：轻至中度肝功能不全日剂量须减少 50％或更多 肾功能不全：10 mL/min≤GFR≤70 mL/min，日剂量须减少 25％～50％ 透析：部分清除 孕妇：权衡利弊使用 FDA 妊娠分级：C 级 哺乳期妇女：停止哺乳或停药 哺乳期用药分级：L2 级 儿童：不应用于 18 岁以下儿童和青少年 老人：无需调整	肝功能异常：慎用 肾功能不全：慎用 孕妇：权衡利弊 FDA 妊娠分级：C 级 哺乳期妇女：用药期间停止哺乳 哺乳期用药分级：L2 级 儿童：6 岁以下禁用，6 岁以上酌情减量 老人：小剂量起始，视病情酌减用量
注意事项	1）用药期间避免饮酒 2）可能会导致低血压，用药开始前应测量血压，用药后应定期测量 3）可能引起镇静、头晕，驾驶或操作危险机械应谨慎	1）长期用药之后，不能骤然停药，需逐渐减量停药 2）用药期间监测血压，血压升高应减量或停药 3）用药期间应谨慎驾驶或避免操作危险机械	1）用药期间应监测心电图 2）用药期间不宜驾驶车辆、操作机械或高空作业

注：GFR，肾小球滤过率（glomerular filtration rate）。

2.5 血管扩张药物

表 2-5 血管扩张药物

药品名称	胰激肽原酶 (Pancreatic Kininogenase)	前列地尔(Alprostadil)	贝前列素钠(Beraprost)	己酮可可碱(Pentoxifylline)
用途	用于改善糖尿病患者的微循环障碍			
作用机制	扩张小动脉,增加毛细血管血流量,激活纤溶酶,降低血液黏度,改善血液流变学和组织灌注;激活磷脂酶 A2,防止血小板聚集,防止血栓形成	抑制血小板聚集、血栓素 A2 生成、动脉粥样脂质斑块形成及免疫复合物的作用,并能扩张外周和冠脉血管	通过血小板和血管平滑肌的前列环素受体,激活腺苷酸环化酶、使细胞内环磷酸腺苷浓度升高,抑制 Ca^{2+} 流入以及血栓素 A2 生成等,从而有抗血小板和扩张血管的作用	非特异性外周血管扩张药,通过抑制磷酸二酯酶活性使环磷酸腺苷含量升高,扩张血管,改善微循环;并具有抗炎、抑制血小板黏附聚集和预防血栓生成作用
用法用量	口服:每次 120～240 U,每日 3 次,空腹服用 肌内注射:每次 10～40 U,每日 1 次或隔日 1 次	静脉注射/静脉滴注,每次 1～2 mL(前列地尔5～10 μg),每日 1 次	口服,每次 40 μg,每日 3 次,饭后服用	口服:肠溶片,每次 200～400 mg,每日 2～3 次;缓释片,每次 400 mg,每日 1～2 次,饭后 静脉滴注:每日 1～2 次,首剂100 mg,根据患者耐受性可每次增加 50 mg,但每次用药量不可超过 200 mg。最大日剂量为 400 mg

药品名称	胰激肽原酶（Pancreatic Kininogenase）	前列地尔（Alprostadil）	贝前列素钠（Beraprost）	己酮可可碱（Pentoxifylline）
药代动力学	半衰期：7 h（口服） 吸收：口服后 4 h 达血液峰浓度 排泄：经肾脏排泄	半衰期：5～10 min 分布：血浆蛋白结合率 55%。主要分布在肾、肝、肺组织中，在中枢神经系统、眼球和睾丸内含量最低 代谢：代谢迅速。多达 80% 的循环可能经肺部代谢，主要由 β-ω 氧化 排泄：代谢物主要经肾脏排泄，在给药后 24 h 内排泄基本完成	半衰期：1.11 h 代谢：推测主要为肝脏代谢，代谢途径为 β-氧化、15 位羟基氧化、13 位双键氢化和葡萄糖醛酸化 排泄：可经尿液排泄，也可以葡萄糖醛酸结合物的形式排泄，总排泄量中游离形式的原形药物和 β-氧化物的比率分别是 14% 和 70%	半衰期：0.4～0.8 h 吸收：在水溶液中口服后，几乎被完全吸收，具有首过效应 分布：血浆蛋白结合率 70% 代谢：主要经肝脏代谢，代谢产物的半衰期为 1～1.6 h 排泄：主要由肾脏消除，经尿液排泄
特殊患者群体	现有资料尚未记载，建议谨慎使用	孕妇：禁用 FDA 妊娠分级：C/X 级 哺乳期妇女：禁用 儿童：小儿先天性心脏病患者用药，推荐输注速度为 5 ng/(kg·min) 老人：无特殊提示，遵医嘱	肾功能不全：重度肾功能障碍者慎用 孕妇：禁用 哺乳期妇女：避免服用，必须服用时停止哺乳 老人：谨慎使用	肾功能不全：降低剂量至 400 mg 口服，每日 1 次（重度，CCr＜30 mL/min） 孕妇：权衡利弊 FDA 妊娠分级：C 级 哺乳期妇女：经乳汁排泄，权衡利弊 哺乳期用药分级：L2 级 儿童：现有资料尚未记载，不推荐使用 老人：酌情减量
注意要点	1) 与蛋白酶抑制剂不能同时使用 2) 与血管紧张素转化酶抑制剂有协同作用 3) 注射剂中含苯甲醇，禁用于儿童肌内注射	1) 严重心力衰竭（心功能不全）患者禁用 2) 可致收缩压降低，驾驶、操作机械时应谨慎	1) 正在使用抗凝药物、抗血小板药、血栓溶解剂的患者、月经期妇女慎用 2) 可能导致意识障碍，驾驶、操作危险机器时应谨慎	1) 对本药或其他甲黄嘌呤药物过敏者禁用 2) 有出血倾向或新近有过出血史者不宜应用，以免诱发出血 3) 严重的心律失常者禁用

常见内分泌疾病药物使用手册

2.6 抗血小板药物

表 2-6 抗血小板药物

药品名称	沙格雷酯(Sarpogrelate)	噻氯匹定(Ticlopidine)	双嘧达莫(Dipyridanole)	西洛他唑(Cilostazol)
用 途	用于改善糖尿病患者的微循环障碍			
作用机制	对血小板以及血管平滑肌的 5-羟色胺 2 受体具有特异性拮抗作用,从而抑制 5-羟色胺 2 导致的血小板凝聚,抑制血管收缩和平滑肌细胞增殖,改善微循环障碍	抑制二磷酸腺苷诱导的血小板聚集	抑制血小板聚集,高浓度(50 μg/mL)可抑制血小板释放。作用机制可能为: 1)抑制血小板、上皮细胞和红细胞摄取腺苷 2)抑制各种组织中的磷酸二酯酶 3)抑制血栓烷素 A2 形成 4)增强内源性前列环素的作用	通过抑制磷酸二酯酶活性,减少环磷酸腺苷的降解,从而升高血小板和血管平滑肌内环磷酸腺苷水平,发挥抑制血小板聚集和舒张血管的作用
用法用量	口服,每次 100 mg,每日 3 次,饭后服	口服,每次 0.25 g,每日 1 次,进餐时服 缓释剂:口服,每次 0.2 g,每日 1 次,进餐时服	口服,每次 25~50 mg,每日 3 次,饭前服	口服,每次 0.1 g,每日 2 次,可根据病情适当增减
药代动力学	半衰期:(0.753±0.149)h(50 mg),(0.753+0.169)h(100 mg) 代谢:脱酯后的代谢产物经多种细胞色素 P450 酶的同工酶进行代谢	半衰期:12 h 吸收:口服易吸收,服用后 1~2 h 血药浓度达到峰值,4~6 日达最大作用 代谢:经肝脏代谢 排泄:在血浆中迅速清除,活性成分的 60%转化为代谢物随粪便排泄	半衰期:2~3 h 吸收:吸收迅速,平均浓度达到峰值时间约 75 min 分布:血浆蛋白结合率高 代谢:经肝脏代谢 排泄:经胆汁排泄	半衰期:11~13 h 吸收:口服后生物利用度尚不明确。高脂肪餐可增加吸收,血药浓度峰值增加约 90%,AUC 增加约 25% 分布:主要与白蛋白结合,蛋

药品名称	沙格雷酯(Sarpogrelate)	噻氯匹定(Ticlopidine)	双嘧达莫(Dipyridanole)	西洛他唑(Cilostazol)
药代动力学	排泄：尿和粪便的累积排泄率分别为 44.5％和 4.2％			白结合率为 95％～98％ 代谢：主要通过肝脏细胞色素酶 P-450 代谢(主要为 3A4) 排泄：主要从尿中排泄
特殊患者群体	肾功能不全：严重肾功能障碍者慎用(有影响排泄的可能) 孕妇：禁用 哺乳期妇女：停药或停止哺乳 儿童：现有资料尚未记载，需谨慎使用 老人：从低剂量开始	肝功能异常：严重的肝损伤不宜使用 肾功能不全：必要时减量 孕妇：避免使用 FDA 妊娠分级：B 级 哺乳期妇女：避免使用 哺乳期用药分级：L4 级 儿童：现有资料尚未记载，需谨慎使用 老人：现有资料尚未记载，需谨慎使用	孕妇：现有资料尚未记载，需谨慎使用 FDA 妊娠分级：B 级 哺乳期妇女：现有资料尚未记载，需谨慎使用 哺乳期用药分级：L3 级 儿童：12 岁以下儿童尚不明确，需谨慎使用 老人：现有资料尚未记载，需谨慎使用	肝功能异常：轻度至中度无需调整剂量 肾功能不全：无需调整剂量 透析：禁用 孕妇：禁用 FDA 妊娠分级：C 级 哺乳期妇女：停药或停止哺乳 儿童：现有资料尚未记载，需谨慎使用 老人：注意减量
注意事项	出血性疾病(如血友病、毛细血管脆弱症、消化性溃疡、尿道出血、咯血、玻璃体出血)患者禁用	1) 不主张联合应用的药：非类固醇类消炎药、抗血小板药物、口服抗凝药、肝素和水杨酸衍生物 2) 用药期间应定期监测血象，最初 3 个月内每 2 周 1 次 3) 药效作用时间与血小板存活半衰期相关，故停药之后，抑制血小板聚集作用尚持续数日	与抗凝剂、抗血小板聚集剂及溶栓剂合用时应注意出血倾向	1) 患有 3～4 级充血性心力衰竭的患者禁用 2) 脑梗死患者应在脑梗死症状稳定后开始给药

2.7 抗凝血和促纤溶药物

表 2-7 抗凝血和促纤溶药物

药品名称	低分子肝素(Low Molecular Weight Heparin)	舒洛地特(Sulodexide)	巴曲酶(Batroxobin)	蚓激酶(Lumbrokinase)
用 途	用于改善糖尿病患者的微循环障碍			
作用机制	与抗凝血酶Ⅲ组成复合物,抑制血浆中的凝血因子Ⅱa,从而抑制纤维蛋白原转变为纤维蛋白,并使凝血因子Ⅸa、Ⅹa、Ⅺa、Ⅻa失活,快速阻断凝血瀑布的级联反应;抑制凝血酶的生成及其诱导的血小板聚集,抑制凝血酶通过激活凝血因子Ⅴ和Ⅶ对凝血酶瀑布反应的正反馈作用,进而阻止血栓的发生、发展;亦可促进血管内皮细胞释放组织型纤溶酶原的激活物,促使血栓溶解	通过激活丝氨酸蛋白酶抑制剂抗凝血酶Ⅲ(AT-Ⅲ)来抑制活化的血浆因子Ⅹ(因子Ⅹa);通过刺激纤维蛋白溶解会产生积极的影响,导致 TPA 的释放和对 PAI 的抑制发挥抗血栓作用;由于肝素成分的作用影响前列环素释放,并对另一种血液凝固抑制剂 HCⅡ产生抑制作用;似乎以类似于肝素成分的方式激活纤维蛋白溶解机制,即通过刺激 TPA 的释放和抑制 PAI;溶脂作用是由于激活了脂蛋白脂肪酶	能抑制血栓形成,并通过刺激组织型纤溶酶原的释放来激活溶栓功能,改善血液的流变特性(减少红细胞的凝集并增加其变形性),降低纤维蛋白原的水平,延长出血和凝血时间	一类具有纤溶作用的酶复合物,可降低纤维蛋白原含量,缩短优球蛋白溶解时间,增加 TPA 的活性,并降低 PAI 的活性。另外,还可降低全血黏度及血浆黏度
用法用量	皮下注射。治疗血栓栓塞性疾病:0.4~0.6 mL,每日 2 次,通常疗程为 10 日	胶囊:口服,每次 250 LSU,每日 2 次注射剂:肌内注射或静脉注射,每次 600 LSU,每日 1 次	静脉滴注。闭塞性血管病引起的缺血、末梢及微循环障碍:首剂 10 BU(给药前血纤维蛋白原浓度>400 mg/dL 者、重度突发性耳聋患者,首剂为 20 BU),维持剂量 5 BU,隔日 1 次	口服,每次 60 万单位,每日 3 次,饭前 0.5 h 服用
药代动力学	半衰期:6 h吸收:吸收良好分布:血细胞和血浆	半衰期:(1.7±2.0) h(静脉),(18.7±4.1) h(口服 50 mg),(25.8±1.9) h(口服 100 mg)	半衰期:首次给药,5.9 h;重复给药,3~4 h吸收:第一次给药半衰期为	半衰期:1.5~2.5 h吸收:口服易吸收,口服后 40~80 min

药品名称	低分子肝素（Low Molecular Weight Heparin）	舒洛地特（Sulodexide）	巴曲酶（Batroxobin）	蚓激酶（Lumbrokinase）
药代动力学	代谢：经肝、肾、脾和肺代谢分解 排泄：经肾脏排出	吸收：口服后，血药浓度先在 1～2 h 内达到峰值，4～6 h 后再次达到峰值，12 h 后，再次上升，并在给药后 24～48 h 内保持稳定 分布：不断地重新分布，并在体内维持平衡 代谢：经肝脏代谢 排泄：主要通过尿液（约 55%）和胆汁（23%）排泄	5.9 h，随着纤维蛋白原浓度的降低而降低 分布：在血液中与 α2 -巨球蛋白结合 排泄：30% 代谢物经尿液排出	可发挥药理作用
特殊患者群体	肝功能异常：慎用 肾功能不全：慎用 透析：透析不能清除 孕妇：前 3 个月与产后禁用，其他妊娠时期慎用 哺乳期妇女：不推荐使用 儿童：尚不明确 老人：无需调整剂量	肝功能异常：无需调整剂量，注意监测 肾功能不全：无需调整剂量，注意监测 孕妇：不建议使用 哺乳期妇女：尚不明确 儿童：尚不明确 老人：无需调整剂量	肝功能异常：重度肝功能障碍禁用 肾功能不全：重度肾功能障碍禁用 孕妇：慎用 哺乳期妇女：避免使用 儿童：可用于儿童患者多种疾病的出血 老人：70 岁以上慎用	孕妇：现有资料尚未记载，慎用 哺乳期妇女：现有资料尚未记载，慎用 儿童：现有资料尚未记载，慎用 老人：无需调整剂量
注意要点	1）禁止肌内注射 2）注射时应严密监控，任何适应证及使用剂量都应进行血小板计数监测 3）急性细菌性心内膜炎（与人工假肢有关的除外）禁用	1）可增加肝素本身或同时口服使用的其他抗凝剂的抗凝作用 2）静脉输液时可能与碱性物质作用形成复合物 3）用药过量导致出血时，需静脉注射 1% 硫酸鱼精蛋白 3 mL	可能会引起出血，用药期间进行手术时应谨慎	1）必须饭前服用 2）与血小板抑制药合用可增强血小板抑制药的抗凝作用

注：TPA，组织凝血酶原激活剂（tissue plasminogen activator）；PAI，凝血酶原激活剂抑制剂（plasminogen activator inhibitor）；HCⅡ，肝素辅助因子Ⅱ（heparin cofactorⅡ）。

2.8 血管保护、抗血管内皮生长因子类药物

表 2-8　血管保护、抗血管内皮生长因子类药物

药品名称	羟苯磺酸钙 (Calcium Dobesilate)	雷珠单抗(Ranibizumab)	阿柏西普(Aflibercept)	康柏西普(Conbercept)
用　途	用于保护糖尿病患者血管内皮细胞			
作用机制	作用于毛细血管壁,调节受损的生理功能(渗透性和降低抵抗力);增加红细胞的柔韧性,抑制血小板聚集的增加,降低了糖尿病患者视网膜病变中血液和血浆的高黏度,从而改善血液和组织灌注的流动特性	通过与活性 VEGF-A 受体结合部位结合,从而阻止 VEGF-A 与内皮细胞的表面受体结合,减少内皮细胞增生、新生血管形成及血管渗漏	抑制内源性 VEGF 受体与 VEGF-A 和胎盘生长因子的结合和激活	VEG 受体-抗体重组融合蛋白,能竞争性抑制 VEGF 与受体结合并阻止 VEGF 家族受体激活,从而抑制内皮细胞增殖和血管新生
用法用量	糖尿病性视网膜病变:口服,起始剂量每次 0.5 g,每日 3 次,见效后改为每日 1 g 维持,疗程为 4～6 个月 其他微血管病:口服,起始剂量每次 0.5 g,每日 3 次,见效后改为每日 1 g 直至症状消失,疗程为 1～2 个月	玻璃体内注射:每次 0.5 mg,每月 1 次 每次 0.3 mg,每月 1 次(超药品说明书用药)	玻璃体内注射: 糖尿病性黄斑水肿,每次2 mg,初始5个月每月1次,后每2个月注射1次 新生血管(湿性)年龄相关性黄斑变性,每次2 mg,初始3个月每月1次,后每2个月注射1次	玻璃体内注射,初始 3 个月每次 0.5 mg,每月 1 次,之后按需给药
药代动力学	半衰期:5 h 吸收:口服 500 mg 平均 6 h 血药浓度达到峰值 8 μg/mL。给药后24 h,血药浓度为 3 μg/mL 分布:血浆蛋白结合率为 20%～25% 代谢:不经肠肝循环,主要以原型	半衰期:约 9 日 吸收:每月玻璃体内注射后,最大血药浓度最小为 0.3～2.36 ng/mL	半衰期:7～11 日(玻璃体中);5～6 日(血浆中) 吸收:1～3 日血药浓度达到峰值 分布:静脉注射后,游离药物的表观分布容积约为 6 L	主要在局部发挥作用,玻璃体腔内剂量很低,并且大分子药物很难透过正常的血眼屏障

药品名称	羟苯磺酸钙 (Calcium Dobesilate)	雷珠单抗(Ranibizumab)	阿柏西普(Aflibercept)	康柏西普(Conbercept)
药代动力学	排出，10％作为代谢物被消除 排泄：口服后 24 h 内，经尿液排泄（约50％），经粪便排泄（约10％）		排泄：通过与游离内源性 VEGF 结合的靶点介导的反应及蛋白水解的代谢来消除	
特殊患者群体	肝功能异常：如果肝酶显著增加，建议重新评估治疗的益处 肾功能不全：应谨慎使用。需要透析的严重肾功能不全的患者，可以减少剂量 孕妇：权衡利弊 哺乳期妇女：应停用本药或停止哺乳 儿童：现有资料尚未记载，需谨慎 老人：无需调整剂量	肝功能异常：无需调整剂量 肾功能不全：无需调整剂量 孕妇：权衡利弊 FDA 妊娠分级：C 级 哺乳期妇女：用药期间停止哺乳 哺乳期用药分级：L3 级 儿童：现有资料尚未记载，不建议使用 老人：无需调整剂量	肝功能异常：无需调整剂量 肾功能不全：无需调整剂量 孕妇：权衡利弊 FDA 妊娠分级：C 级 哺乳期妇女：不建议使用 儿童：现有资料尚未记载，需谨慎 老人：无需调整	肝功能异常：无需调整剂量 肾功能不全：无需调整剂量 孕妇：仅在利大于弊时方可用药 哺乳期妇女：用药期间停止哺乳 儿童：现有资料尚未记载，需谨慎 老人：无需调整剂量
注意要点	如出现粒细胞缺乏的症状或出现严重超敏反应，需立即停药	1) 活动性或疑似眼部或眼周感染患者、严重活动性眼内炎症患者禁用 2) 可能引起短暂视力障碍 3) 不得与其他 VEGF 抑制药合用（全身或局部使用）	1) 活动性或疑似眼部或眼周感染患者、严重活动性眼内炎症患者禁用 2) 可能引起短暂视力障碍和眼压升高，注射后 1 周内应对患者进行监测 3) 每瓶注射液仅可用于单眼单次治疗 4) 当眼内压≥30 mmHg 时，不得注射本药	1) 注射结束时结膜囊内可滴入抗生素，注射用 1 周内进行检测 2) 可引起短暂视力障碍 3) 不得与其他 VEGF 抑制药合用（全身或局部使用）

注：VEGF-A，血管内皮生长因子- A(vascular endothelial growth factor-A，VEGF-A)。

2.9 非甾体选择性盐皮质激素受体拮抗剂

表 2－9　非甾体选择性盐皮质激素受体拮抗剂

药品名称	非奈利酮(Finerenone)
用　　途	用于降低 2 型糖尿病合并慢性肾脏病患者尿白蛋白,降低肾小球滤过率持续下降、终末期肾病、心血管死亡和因心力衰竭住院的风险
作用机制	非甾体选择性盐皮质激素受体(MR)拮抗剂,阻断上皮(如肾脏)和非上皮(如心脏和血管)组织中 MR 介导的钠重吸收和 MR 过度激活,对雄激素、孕激素、雌激素和糖皮质激素受体无亲和力
用法用量	目标剂量:每次 20 mg,每日 1 次,根据 eGFR 及血钾水平确定起始剂量及调整维持剂量
药代动力学	半衰期:2～3 h 吸收:完全吸收,但发生代谢,导致绝对生物利用度为 44%,给药后 0.5～1.25 h 血药浓度达到峰值,食物对 AUC 无临床显著影响 分布:表观分布容积为 52.7 L,体外血浆蛋白结合率为 92%,肾/心组织分布 1∶1 代谢:主要由 CYP3A4(90%)代谢,其次由 CYP2C8(10%)代谢为无活性代谢物 排泄:约 80% 的给药剂量经尿液排泄(<1% 为原型药),约 20% 经粪便排泄(<0.2% 为原型药)
特殊患者群体	肝功能异常:重度肝损害(Child-Pugh C 级)避免使用,中度肝损害(Child-Pugh B 级)需要进行额外的血钾监测,轻度或中度肝损害(Child-Pugh A 级或 B 级)不建议进行剂量调整 肾功能不全:eGFR≥60 mL/(min・1.73 m^2),起始剂量 20 mg,每日 1 次;25 mL/(min・1.73 m^2)≤eGFR<60 mL/(min・1.73 m^2),起始剂量 10 mg,每日 1 次;eGFR<25 mL/(min・1.73 m^2),不推荐使用 透析:不能清除 孕妇:不推荐使用 哺乳期妇女:不推荐使用 儿童:现有资料尚未记载,不推荐使用 老人:无需调整剂量

药品名称	非奈利酮(Finerenone)
注意要点	1) 禁止联用 CYP3A4 强效抑制剂,不建议联用 CYP3A4 强效和中效诱导剂。与其他降压药物联用会增加低血压风险,需注意监测血压,防止晕倒、晕厥。治疗期间,不应食用葡萄柚或饮用葡萄柚汁 2) 原发性肾上腺皮质功能减退症(又称 Addison 病)患者禁用 3) 用药期间加强血钾及肾功能监测。若血清钾＞5.0 mmol/L,则不应开始治疗;血清钾在 4.8～5.0 mmol/L 之间,则可根据患者情况和血清钾水平考虑开始非奈利酮治疗,并在 4 周内进行额外的血清钾监测

(张　莎　高雅莉　郭　瑶　丁华敏)

甲状腺功能亢进症治疗药物

由甲状腺腺体本身功能亢进,合成和分泌甲状腺激素增加所导致的甲状腺毒症称为甲状腺功能亢进症(简称甲亢)。

甲亢的药物治疗主要采用以下几种。

抗甲状腺药物(antithyroid drugs,ATD):主要药物有甲硫氧嘧啶、丙硫氧嘧啶、甲巯咪唑和卡比马唑,临床常用甲巯咪唑和丙硫氧嘧啶。甲巯咪唑抑制甲状腺内过氧化物酶,阻止吸聚到甲状腺内的碘化物的氧化及酪氨酸的偶联,阻碍四碘甲状腺原氨酸(T_4)和三碘甲状腺原氨酸(T_3)的合成。丙硫氧嘧啶通过抑制 $5'$-脱碘酶活性而减少外周组织 T_4 转化为 T_3。

碘剂:抑制甲状腺激素从甲状腺释放。碘剂通常与 ATD 同时给予。

[131]I:在衰变过程中释放 β 射线,β 射线有较强的电离辐射能力,使部分甲状腺滤泡细胞变性和坏死,甲状腺激素合成和分泌减少,甲状腺体积也随之缩小。

β受体阻滞剂:从受体部位阻断儿茶酚胺的作用,减轻甲状腺毒症的症状;抑制外周组织 T_4 转换为 T_3;阻断甲状腺激素对心肌的直接作用。老年患者、静息心率>90 次/min 或合并心血管疾病的患者均可应用该类药物,目前使用最广泛的是普萘洛尔。

3.1 硫脲类、咪唑类抗甲状腺药物

表 3-1　硫脲类、咪唑类抗甲状腺药物

通用名	甲硫氧嘧啶（Methylthiouracil）	丙硫氧嘧啶（Propylthiouracil）	甲巯咪唑（Thiamazole）	卡比马唑（Carbimazole）
用　　途	用于各种类型甲状腺功能亢进症的治疗			
作用机制	抑制碘的活化使甲状腺素的合成受到障碍	抑制甲状腺内过氧化物酶，从而抑制甲状腺素的合成。在外周组织中抑制 T_4 变为 T_3	抑制甲状腺内过氧化物酶，阻碍 T_4 和 T_3 的合成	
用法用量	1）成人：开始剂量每日 300 mg，视病情轻重用量介于 150～400 mg，分次口服，每日最大量 600 mg，病情控制后逐渐减量，维持量每日 50～150 mg，视病情调整 2）儿童：开始剂量每日按体重 4 mg/kg，分次口服，维持量酌减	1）保守治疗：初期服用剂量每日 20～40 mg，每日 1～2 次，若治疗后的第 2～6 周病情得到改善，逐步调整剂量，之后 1～2 年内服药剂量为每日 2.5～10 mg 2）作为 [131]I 放疗的辅助治疗：每日 10～20 mg，和每日 1 g 高氯酸盐，周期 8～10 日	1）成人：开始剂量一般为每日 30 mg，可按病情轻重调节为 15～40 mg，每日最大 60 mg，分次口服；病情控制后，逐渐减量，每日维持量介于 5～15 mg，疗程 18～24 个月 2）小儿：每日按体重 0.4 mg/kg，分次口服。维持量按病情决定	
药代动力学	半衰期：6～15 h 吸收：口服迅速吸收，8 h 血药浓度达到峰值 分布：分布于全身 代谢：代谢慢，维持时间	半衰期：1～2 h 吸收：口服易吸收 分布：分布于全身，服后 20～30 min 达甲状腺 代谢：60% 在肝内代谢	半衰期：约 3 h 吸收：胃肠道迅速吸收，吸收率 70%～80% 分布：广泛分布于全身，集于甲状腺 代谢：甲巯咪唑被肝脏快速广泛代	半衰期：约 9 h 吸收：口服摄入后，活性部分甲巯咪唑的血药浓度峰值出现在 1～2 h 分布：甲巯咪唑的总分布容积

通用名	甲硫氧嘧啶 (Methylthiouracil)	丙硫氧嘧啶(Propylthiouracil)	甲巯咪唑(Thiamazole)	卡比马唑(Carbimazole)
药代 动力学	长(15~24 h) 排泄：大部分从尿排出，还可经胎盘和乳汁排出	排泄：由尿液排泄，能通过胎盘和乳汁	谢，主要通过 CYP450 和 FMO 酶系统 排泄：原药及代谢物 75%~80%经尿排出，易通过胎盘并经乳汁分泌	为 0.5 L/kg。甲巯咪唑集中在甲状腺内 代谢：卡比马唑迅速代谢为甲巯咪唑，作用缓慢，疗效维持时间较长 排泄：超过 90%的口服卡比马唑以甲巯咪唑或其代谢物的形式从尿中排出，其余的出现在粪便中，有 10%的肝肠循环
特殊 患者群体	肝功能异常：严重肝功能不全者禁用 孕妇：慎用 哺乳期妇女：禁用 儿童：小儿用药时，避免出现甲状腺功能减低 老人：老年人肾功能减退者，用药量应减少	肝功能异常：肝功能异常者慎用，严重肝功能不全者禁用 肾功能不全：轻微至中度肾损伤，剂量应减少至 25%；重度肾损伤，剂量应减少 50% 孕妇：慎用(尤其孕中晚期不推荐使用) FDA 妊娠分级：D 级 哺乳期妇女：较安全 哺乳期用药分级：L2 级 儿童：小儿用药时，避免出现甲状腺功能减退 老人：老年人肾功能减退者，用药量应减少	肝功能异常：肝功能受损患者，给药剂量应尽可能低，并对患者严密监测 肾功能不全：肾功能受损者推荐在严密监测下小心地对剂量进行个体化调整，给药剂量应该尽可能低 孕妇：慎用(尤其孕早期不推荐使用) FDA 妊娠分级：D 级 哺乳期妇女：较安全 哺乳期用药分级：L2 级 儿童：根据病情调节剂量，避免出现甲状腺功能减退 老人：在老年患者中，严密监测下小心地对剂量进行个体化调整	肝功能异常：慎用 肾功能不全：肾功能减退者减量使用 孕妇：慎用 哺乳期妇女：禁用 儿童：用药过程中应酌情加用甲状腺片，避免出现甲状腺功能减退 老人：老年人尤其肾功能减退者，用药量应减少

通用名	甲硫氧嘧啶（Methylthiouracil）	丙硫氧嘧啶（Propylthiouracil）	甲巯咪唑（Thiamazole）	卡比马唑（Carbimazole）
注意要点	用药期间应定期检查血象，白细胞$<4\times10^9/L$或中性粒细胞$<1.5\times10^9/L$时，应按医嘱停用或调整用药。不良反应较丙硫氧嘧啶高，目前已较少应用	粒细胞缺乏通常发生在治疗前3个月，定期检测白细胞计数，当白细胞$<3\times10^9/L$，中性粒细胞$<1.5\times10^9/L$时，需停药，直到粒细胞减少症被纠正。治疗期间，若转氨酶高于3倍正常上限，或基线水平升高、治疗后继续升高，应停用。因为甲巯咪唑可能与胎儿罕见的异常发育有关，因此丙硫氧嘧啶可能是妊娠前3个月的首选药物，鉴于丙硫氧嘧啶可能对母体产生肝毒性，在孕中期和孕晚期最好从丙硫氧嘧啶转换为甲巯咪唑	作用比丙硫氧嘧啶强10～15倍，且可长时间存在于甲状腺中。与丙硫氧嘧啶的等效剂量比为1∶（10～15），即7.5～10 mg甲巯咪唑＝100 mg丙硫氧嘧啶。注意事项同丙硫氧嘧啶。两药交叉反应发生率50％。另一个罕见的副作用是胰岛素自身免疫综合征，患者可表现为低血糖。在妊娠的前3个月可能会穿过胎盘，对胎儿造成伤害；在妊娠早期使用时出现罕见的先天性缺陷；可能需要减少剂量或停止服药	卡比马唑活性代谢产物为甲巯咪唑，注意事项同甲巯咪唑。建议治疗前3个月每周做1次血常规、每月做1次肝功能检查。在使用放射性碘时，应暂时停止使用卡比马唑

注：丙硫氧嘧啶和甲巯咪唑的不良反应对比见附表1。

附表 1　甲巯咪唑与丙硫氧嘧啶不良反应对比

项目 ＼ 类型	甲巯咪唑	丙硫氧嘧啶	注 意 事 项
粒细胞缺乏症	＋	＋＋	1）一旦出现咽痛、发热，必须警惕粒细胞减少。白细胞低于 3×10^9/L，中性粒细胞低于 1.5×10^9/L 需停药直至恢复 2）粒细胞缺乏一般发生在抗甲亢药物治疗的 90 日内，超过 180 日的治疗也有发生粒细胞缺乏的危险 3）ATD 导致粒细胞缺乏症与基因易感性、年龄、药物种类和剂量有关。中国汉族 6 号染色体上的 HLA-B＊27：05、HLA-B＊38：02 和 HLA-DRB1＊08：03 可能是易感基因 4）甲巯咪唑导致的粒细胞缺乏症为剂量依赖性，其剂量在 10 mg 以下时罕见。与低剂量的甲巯咪唑相比，任何剂量的丙硫氧嘧啶似乎都可以引起粒细胞缺乏
	剂量相关	剂量无关	
肝损伤	胆汁淤积型	肝细胞坏死型	中性粒细胞计数低于 1×10^9/L 或转氨酶水平超过 5 倍正常值，不宜启用 ATD。转氨酶超过 3 倍正常值，或是基线水平有升高、ATD 治疗后继续升高者，应考虑停用丙硫氧嘧啶。肝损伤多发生在用药后 3 周
	与剂量、年龄相关	与剂量无关	
ANCA 相关性血管炎	＋	＋＋	常见于亚洲人，年轻和 ATD 的治疗时间长是导致 ANCA 出现的主要原因
胰腺炎	√		治疗期间如果发生急性胰腺炎，应立即停药甲巯咪唑。给予甲巯咪唑或卡比马唑后有急性胰腺炎病史的患者应避免再次结束甲巯咪唑治疗。再次暴露可能导致急性胰腺炎复发，并且发病时间缩短
低血糖症	√		停用甲巯咪唑，及时就医
其 他	两药交叉反应发生率 50％，皮疹和瘙痒的发生率为 10％，用抗组胺药物多可纠正，如皮疹严重应停药，以免发展为 ATD 关节炎综合征，即严重的一过性游走性多关节炎		

注：ANCA，中性粒细胞胞浆抗体（antineutrophil cytoplasmic antibody）。

第 3 章　甲状腺功能亢进症治疗药物

3.2 碘剂及放射性碘

表 3-2 碘剂及放射性碘

通用名	碘化钾(Potassium Iodide)	碘化钠(Sodium Iodide)	碘[131I]化钠(Sodium Iodide [131I])
用 途	用于核辐射中对甲状腺的防护,地方性甲状腺肿的预防及治疗,甲状腺危象和甲状腺的术前准备	用于防治地方性甲状腺肿、治疗甲状腺危象;作为造影剂,用于逆行泌尿道造影、术后 T 管胆管造影等	主要用于诊断和治疗甲状腺疾病及制备碘[131I]标记化合物
作用机制	小剂量碘可作为供给碘原料以合成甲状腺素,纠正垂体促甲状腺素分泌过多,而使肿大的甲状腺缩小;大剂量碘作为抗甲状腺药可暂时控制甲状腺功能亢进症,其机制可能为通过抑制甲状腺球蛋白水解酶,阻止游离甲状腺激素释放入血;此外,大剂量碘可对抗垂体的促甲状腺素作用,使甲状腺组织缩小变硬及血管减少	小剂量碘剂可弥补食物中碘的不足,使甲状腺素的合成和分泌保持或逐渐恢复到正常水平,腺体随之缩小;大剂量碘剂具有抗甲状腺作用,迅速抑制甲状腺激素的合成和释放,减轻症状和降低基础代谢率;本药所含碘元素比机体内软组织能吸收更多的 X 线,当其注入体内腔道后,在 X 线照射下与周围组织构成明显密度对比而显影,从而可观察到这些腔道的形态和功能状况	甲状腺滤泡细胞通过钠/碘转运体主动摄取131I。131I 释放出的 β 射线使甲状腺滤泡细胞变性和坏死,甲状腺体积缩小,甲状腺激素合成分泌减少
用法用量	核辐射中对甲状腺的防护: 1) 成人:片剂 130 mg 或口服溶液 2 mL(130 mg),每 24 h 服用不超过 1 次 2) 新生儿至 18 岁:推荐碘化钾剂量为	预防地方性甲状腺肿:口服给药,每日 0.5~1 mg;或每周 5~10 mg。也可每日 200 mg,连续10 日,一年 2 次 甲状腺危象:静脉滴注,在应用抗甲状腺药物	口服给药:胶囊剂,空腹,每次 1 粒(74~333 kBq,2~9 μCi),服用时应用50~150 mL 温开水送下 口服溶液,空腹

通用名	碘化钾(Potassium Iodide)	碘化钠(Sodium Iodide)	碘[131 I]化钠(Sodium Iodide[131 I])
用法用量	每次 16.25~130 mg,每日 1 次(详见说明书),若患儿年龄小于 1 岁,服用碘化钾后应进行甲状腺功能检测 预防地方性甲状腺肿:剂量根据当地缺碘情况而定,一般 100 μg/d 即可 治疗地方性甲状腺肿:对早期患者给予每日 1~10 mg,连服 1~3 个月,中间休息 30~40 日。1~2 个月后,剂量可渐增至每日 20~25 mg,总疗程 3~6 个月	(如丙硫氧嘧啶)后 1 小时内,给予本药 0.5 g(加在 5％葡萄糖注射液 500 mL 内),以后隔 8 小时 1 次 逆行肾盂输尿管造影:局部注射 12.5％注射液,每侧 7~15 mL 膀胱造影:局部注射 6.25％注射液,150~300 mL,从导尿管内注入 术后 T 管胆管造影:局部注射 12.5％注射液,每次 15~20 mL 脓腔或瘘管造影:局部注射 6.25％~12.5％注射液适量	1) 甲状腺吸碘[131 I]试验:74~370 kBq(2~10 μCi) 2) 甲状腺显像:1.85~3.7 mBq(50~10 0μCi) 3) 甲状腺疾病治疗:一般按甲状腺组织 2 590~3 700 kBq(70~100 μCi)/g 或遵医嘱
药代动力学	吸收:经胃肠黏膜吸收 分布:在血液中碘以无机碘离子形式存在。日常摄入生理量的碘一半分布于甲状腺,其余一半分布于体内 排泄:主要随尿排泄,部分随唾液、泪液、胆汁及乳汁排泄	吸收:口服后吸收快,在血中以无机碘离子形式存在 分布:甲状腺对碘有特殊的亲和力,碘以甲状腺球蛋白形式贮存在甲状腺内,其余则分布在体液中 排泄:正常人一次剂量碘的 80％以无机碘形式随尿排泄,少量随粪便、唾液、汗液和乳汁排泄	半衰期:甲状腺内的有效半衰期为 7.6 日 吸收:从胃肠道吸收,3 h 后几乎全部吸收 分布:吸收后主要分布在身体的细胞外液中,正常人 10％~25％能被甲状腺摄取,甲状腺内碘量约占全身总碘量的 1/5 排泄:由肾脏迅速排出体外

続 表

通用名	碘化钾（Potassium Iodide）	碘化钠（Sodium Iodide）	碘［131I］化钠（Sodium Iodide［131I］）
特殊患者群体	肝功能异常：慎用 肾功能不全：慎用 孕妇：慎用 FDA 妊娠分级：D 级 哺乳期妇女：慎用 哺乳期用药分级：L4 级 儿童：婴幼儿禁用；在核辐射紧急事件中，儿童可使用本药保护甲状腺 老人：不建议老年人使用碘化钾	肝功能异常：慎用 肾功能不全：慎用 孕妇：慎用 FDA 妊娠分级：暂无相关资料 哺乳期妇女：慎用 哺乳期用药分级：暂无相关资料 儿童：不可长期使用本药，以免引起甲状腺肿或甲状腺功能异常 老人：尚不明确	肝功能异常：可用 肾功能不全：暂无相关资料 孕妇：禁用 FDA 妊娠分级：X 级 哺乳期妇女：禁用 哺乳期用药分级：暂无相关资料 儿童：尚无相关资料，需谨慎使用 老人：可用于毒性甲状腺腺瘤和毒性多结节性甲状腺肿，伴发心血管疾病等老年患者
注意要点	出现面部肿大、手或足部肿大、发热伴关节疼痛、皮疹、呼吸困难、说话或吞咽困难、气短、气喘、唇部肿胀、舌肿胀、咽喉肿胀、心律不齐、胸口疼痛，应停药；本药能影响甲状腺功能，改变甲状腺吸碘率的测定值和甲状腺核素扫描显像结果。上述检查应于使用本药前进行，建议不足月的婴儿使用本药时进行甲状腺功能检查	本药刺激性大，静脉给药应稀释后使用，口服常制成合剂或稀释液；用本药注入腔道造影可致局部疼痛，预先注入盐酸普鲁卡因可减轻疼痛；供 X 线造影用制剂（12.5％注射液）禁止注入血管；用作泌尿道逆行造影（尿道、膀胱、输尿管和肾盂造影）时一般不引起全身影响；抢救甲状腺危象给予大剂量碘剂前应给予硫脲类抗甲状腺药物和其他综合措施；大量饮水或补充盐水可加速碘的排泄	仅在具有《放射性药品使用许可证》的医疗单位使用；服用本品前应禁服其他含碘类或影响碘吸收的药物及食物；可能出现一过性甲状腺功能亢进加重，可用β受体阻滞剂缓解症状；合并疑似或确诊甲状腺癌患者禁用；治疗 2 周内应与他人保持 2 m 以上距离

常见内分泌疾病药物使用手册

3.3 β受体阻滞剂

表 3 - 3　β受体阻滞剂

通用名	美托洛尔（Metoprolol）	阿替洛尔（Atenolol）	比索洛尔（Bisoprolol）	普萘洛尔（Propranolol）
用　途	用于治疗高血压、心绞痛、心肌梗死、肥厚型心肌病、主动脉夹层、心律失常、甲状腺功能亢进、心脏神经症等	主要用于治疗高血压、心绞痛、心肌梗死，也可用于心律失常、甲状腺功能亢进、嗜铬细胞瘤	用于高血压或心绞痛、慢性稳定性心力衰竭	用于高血压、劳力型心绞痛、心律失常、肥厚型心肌病、嗜铬细胞瘤手术前准备以及嗜铬细胞瘤患者心动过速的辅助治疗、甲状腺危象、心肌梗死愈后的长期预防、偏头痛
作用机制	选择性的 β_1 受体阻滞剂，通过阻断 β_1 受体，减慢心率，抑制心肌收缩力，降低血压，由于对心肌 β_1 受体的高选择性，对 β_2 受体影响较小。本药显示快速有效的缓解甲状腺毒症的症状。高剂量的美托洛尔可降低升高的 T_3 值，T_4 水平不受影响	为选择性 β_1 肾上腺素受体阻滞剂，不具有膜稳定作用和内源性拟交感活性，但不抑制异丙肾上腺素的支气管扩张作用。其降血压与减少心肌耗氧量的机制与普萘洛尔相同	比索洛尔是一种竞争性、心脏选择性的 β_1 肾上腺素能受体拮抗剂，富马酸比索洛尔在超出治疗剂量时（≥20 mg），也可抑制支气管和血管平滑肌上的 β_2 肾上腺素能受体	非选择性 β 受体阻滞剂，阻断 β_1 和 β_2 受体，相对兴奋 α 受体，可使周围动脉的血管阻力增加，进而影响其降压作用，对糖、脂代谢和肺功能均有一定的不良影响；大剂量普萘洛尔（≥160 mg/d）还可抑制外周组织中 T_4 向 T_3 的转化
用法用量	普通剂：口服，每次 25～50 mg，每日 2～3 次，或每次 100 mg，每日 2 次 缓释剂：口服，每次 47.5～95 mg，每日 1 次或每次 100 mg，每日 1 次	口服，成人每次 6.25～12.5 mg，每日 2 次，按需要及耐受量渐增至 50～200 mg；国内外说明书中尚无关于阿替洛尔用于儿童甲状腺功能亢进的用法用量信息，如需，建议谨慎使用	口服，每次 1.25～10 mg，每日 1 次	1) 高血压：口服，初始剂量 10 mg，每日 3～4 次，每日最大剂量 200 mg 2) 嗜铬细胞瘤：口服，每次 10～20 mg，每日 3～4 次 3) 成人甲状腺危象的治疗：注射剂，成人推荐剂量为每次 2.5～5 mg，加 5% 葡萄糖液 20 mL，以每 2～3 min 注射 1 mg 的速度缓慢静脉注射

通用名	美托洛尔（Metoprolol）	阿替洛尔（Atenolol）	比索洛尔（Bisoprolol）	普萘洛尔（Propranolol）
药代动力学	半衰期：3~7 h 吸收：生物利用度为40%~50%，在服药后1~2 h达到最大的β受体阻滞作用 分布：血浆蛋白结合率约为11% 代谢：经肝脏CYP2D6代谢 排泄：经肾脏排泄（5%为原型）	半衰期：6~7 h 吸收：口服吸收50%~60% 分布：广泛分布于各组织，小量可通过血、脑脊液屏障 代谢：很少或不受肝脏代谢影响 排泄：经肾脏排泄消除	半衰期：10~12 h 吸收：在胃肠道完全被吸收（>90%），肝脏首过效应很小（<10%），生物利用度约90% 分布：血浆蛋白结合率约为30%。表观分布容积为3.5 L/kg，总清除率约为15 L/h 代谢：经肝脏、肾脏代谢 排泄：经尿液排泄（50%原形，50%代谢产物）	半衰期：8 h 吸收：口服后胃肠道吸收较完全，吸收率约90% 分布：血浆蛋白结合率93% 代谢：主要经肝脏CYP2D6代谢 排泄：大部分代谢产物及小部分（小于1%）原型物主要经肾脏排泄
特殊患者群体	肝功能异常：仅在肝功能非常严重损害（如旁路手术患者）时才需考虑减少剂量 肾功能不全：无需调整剂量 透析：不能清除 孕妇：不宜使用 FDA妊娠分级：C级 哺乳期妇女：不宜使用 哺乳期用药分级：L2级 儿童：国内可用于儿童高血压或心绞痛 老人：无需调整剂量	肝功能异常：无需调整剂量 肾功能不全：需调整剂量 透析：应在每次透析结束后给予25 mg或50 mg阿替洛尔 孕妇：谨慎使用 FDA妊娠分级：D级 哺乳期妇女：谨慎使用 哺乳期用药分级：L3级 儿童：国内可用于儿童高血压、心绞痛、心律失常 老人：剂量减少	肝功能异常：轻、中度，不需要调整剂量；严重，每日剂量不得超过10 mg 肾功能不全：严重肾功能衰竭（CCr<20 mL/min），每日剂量不得超过10 mg 透析：不能清除 孕妇：非必需不用 FDA妊娠分级：C级 哺乳期妇女：不建议 哺乳期用药分级：L3级 儿童：经验有限，不推荐 老人：无需调整剂量	肝功能异常：慎用 肾功能不全：慎用 透析：不能清除 孕妇：慎用 FDA妊娠分级：C级 哺乳期妇女：慎用 哺乳期用药分级：L2级 儿童：根据体重变化调整剂量，每日0.5~1.0 mg/kg，分次口服 老人：从最低剂量开始用药，谨慎调整剂量
注意事项	老年、肥胖患者，伴有Ⅰ度房室传导阻滞、脑卒中、糖代谢异常、慢性阻塞性肺疾病以及妊娠妇女慎用；可能掩盖甲状腺功能亢进和低血糖表现；用药期间监测血糖、血脂；甲状腺功能亢进患者药物剂量可能较高，给药次数较多，停药时要逐渐减量至停药；主要不良反应是心动过缓、心力衰竭暂时性恶化、心脏传导阻滞；支气管哮喘或喘息性支气管炎患者禁用普萘洛尔；疑似急性心梗患者禁用美托洛尔			

（陈梦嘉　陈琦　战旗　周洵）

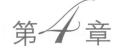

甲状腺功能减退症治疗药物

甲状腺功能减退症(简称甲减)是由于甲状腺激素合成和分泌减少或组织作用减弱导致的全身代谢减低综合征。主要治疗药物为甲状腺激素类,包括左旋四碘甲状腺氨酸钠(L-T$_4$)、左旋三碘甲状腺氨酸钠(L-T$_3$)和甲状腺片。

L-T$_4$ 是治疗甲状腺功能减退的主要替代药物。L-T$_4$ 利用外源的 T$_4$ 在外周组织转换为活性代谢产物 T$_3$。

L-T$_4$ 治疗必须经历 T$_4$ 向 T$_3$ 转化的过程,L-T$_3$ 治疗的理论优势就在于可以避免这一过程,直接使有活性的激素发挥其作用。然而,单独 L-T$_3$ 治疗的缺陷在于缺少了底物 T$_4$,循环和组织中 T$_3$ 的水平完全依赖于外源激素的替代治疗。不推荐单独应用 L-T$_3$ 作为甲状腺功能减退症的替代治疗药物。

甲状腺片是将猪甲状腺在去除结缔组织及脂肪组织后经纯化、干燥并制成的粉状产品。因其甲状腺激素含量不稳定并含 T$_3$ 量较大,目前不推荐作为甲状腺功能减退症的首选替代治疗药物。

4.1 甲状腺激素类药物

表 4-1 甲状腺激素类药物

通用名	左甲状腺素钠(Levothyroxine Sodium)	甲状腺片(Thyroid Tablet)	碘塞罗宁(Liothyronine)
用　途	1) 治疗非毒性的甲状腺肿(甲状腺功能正常) 2) 甲状腺肿切除术后,预防甲状腺肿复发 3) 甲状腺功能减退的替代治疗 4) 抗甲状腺药物治疗甲状腺功能亢进症的辅助治疗 5) 甲状腺癌术后的抑制治疗 6) 甲状腺抑制实验	用于各种原因引起的甲状腺功能减退症	1) 用于任何病因的甲状腺功能减退患者的替代或补充治疗,亚急性甲状腺炎恢复期的短暂性甲状腺功能减退除外 2) 甲状腺抑制试验 3) 分化良好的甲状腺癌中 TSH 抑制
作用机制	在外周器官中被转化为 T_3,然后通过与 T_3 受体结合发挥其特定生理作用	包括 T_4 和 T_3 两种,调节蛋白质、碳水化合物和脂肪三大物质,以及水、盐和维生素的代谢	是 T_3 的钠盐,与受体的亲和力较 T_4 高 20 倍,为主要的具活性的甲状腺激素发挥其生理作用
用法用量	1) 成人:初始剂量每次 25～50 μg,每日 1 次,早晨服药,每 2～4 周逐渐加量 25～50 μg,直到 TSH 达标 2) 儿童常用剂量见特殊患者群体 3) 妊娠期甲状腺功能减退起始剂量:每日 50～100 μg,尽快增至替代剂量每日 2～2.4 μg/kg,并使 TSH 达标	1) 成人常用量:开始为每日 10～20 mg,维持量一般为每日 40～120 mg,少数患者需每日 160 mg 2) 儿童常用剂量见特殊患者群体	1) 成人起始剂量:每次 25 μg,每日 1 次(老年人和黏液性水肿患者每次 5 μg,每日 1 次),缓慢加量,直到甲状腺功能指标正常。维持剂量为每日 50～100 μg,分 2～3 次服用 2) 新生儿呆小病:每次 5 μg,每日 3 次,与 L-T_4 合用,6 日后将本药减量一半,待 L-T_4加至足量后停用本药 3) 黏液性水肿昏迷:静脉注射,首剂

通用名	左甲状腺素钠(Levothyroxine Sodium)	甲状腺片(Thyroid Tablet)	碘塞罗宁(Liothyronine)
用法用量			$40\sim120~\mu g$,之后每次$5\sim15~\mu g$,每6 h 静脉注射1次,直至患者清醒。鼻饲或口服,每次$20\sim30~\mu g$,每隔$4\sim6$ h 1次 4) 甲状腺抑制试验:每日$75\sim100~\mu g$,连续7日,并在服用碘甲状腺素钠7日之前和之后确定放射性碘的摄入量剂量应在所需治疗范围内靶向 TSH 水平,具体取决于抑制 TSH 的目标水平
药代动力学	半衰期:平均半衰期为7日 吸收:大部分在小肠上端被吸收,可达80%以上,$5\sim6$ h 血药浓度达到峰值 分布:与特定的转运蛋白的结合率极高,大约为99.97%,不易穿过胎盘屏障 代谢:主要通过脱碘作用。循环的 T_3 大约80%是通过脱碘作用从外周 T_4 衍生而来的。肝脏是 T_4 和 T_3 降解的主要部位,T_4 脱碘作用也发生在许多其他部位,包括肾脏和其他组织 排泄:经尿液和粪便排泄	半衰期:T_4 半衰期为7日,T_3 半衰期仅30 h 吸收:约40%被吸收,$3\sim5$ 日起效,$7\sim10$ 日达最大效应,停药 $4\sim5$ 周后才完全消除 分布:在血中几乎全部与血浆蛋白结合,极少部分呈游离状态(游离部分具有生物活性) 代谢:在外周组织(特别是肝脏、肾脏)主要经脱碘而代谢,30%～50%经外环 $5'$-脱碘而生成 T_3,约40%经内环 $5'$-脱碘而生成无活性的 rT_3(反 T_3) 排泄:经尿液和粪便排泄	半衰期:甲状腺功能正常者半衰期为1日,甲状腺功能减退者略延长,甲状腺功能亢进者半衰期为0.6日 吸收:几乎被完全吸收,在 4 h 内达到95% 分布:T_3 与血浆蛋白结合率较低,约0.3%以游离形式存在 代谢:在肝脏中 T_3 进一步被去碘化为二碘甲状腺素。也可通过与葡萄糖醛酸苷和硫酸盐结合而代谢,并直接排入胆汁和肠道,在那里进行肠肝循环 排泄:经尿液和粪便排泄

第 4 章　甲状腺功能减退症治疗药物

通用名	左甲状腺素钠（Levothyroxine Sodium）	甲状腺片（Thyroid Tablet）	碘塞罗宁（Liothyronine）
特殊 患者群体	透析：不能清除 孕妇：非常安全 FDA 妊娠分级：A 级 哺乳期妇女：最安全 哺乳期用药分级：L1 级 儿童：0～3 个月，每日 10～15 μg/kg；3～6 个月，每日 6～8 μg/kg；6～12 个月，每日 6 μg/kg；1～5 岁，每日 5 μg/kg；6～12 岁，每日 4 μg/kg 老人：宜小剂量起始，每日 12.5 μg，每 1～2 周增加 12.5 μg，缓慢增加剂量	孕妇：非常安全 FDA 妊娠分级：A 级 哺乳期妇女：慎用 儿童：婴儿及儿童完全替代量，1 岁以内，8～15 mg；1～2 岁，20～45 mg；2～7岁，45～60 mg；7 岁以上，60～120 mg。起始剂量应为完全替代剂量的 1/3 老人：对甲状腺激素较敏感，超过 60 岁患者甲状腺激素替代需要量比年轻人约低 25%，老年患者心血管功能较差，应慎用	孕妇：非常安全 FDA 妊娠分级：A 级 哺乳期妇女：较安全 哺乳期用药分级：L2 级 儿童：新生儿（0～3 个月）有心脏衰竭的风险，有心脏衰竭风险的婴儿应考虑降低起始剂量 老人：由于老年人心血管疾病患病率增加，开始使用左旋甲状腺素钠的剂量应低于完全替代剂量
注意事项	应留意心脏病和身心水肿，定期复查甲状腺功能及其他疾病的相关指标，根据指标调整剂量。女性患者计划妊娠时，应调整剂量，使 TSH<2.5 mLU/L 后再怀孕。治疗初期，每间隔 4～6 周测定相关激素指标；治疗达标后，需要每 6～12 个月复查 1 次有关激素指标	动脉硬化、心功能不全、糖尿病、高血压患者慎用，病程长、病情重的甲状腺功能减退或黏液性水肿患者应谨慎小心，小剂量起始以后缓慢增加直至生理替代剂量。伴有垂体前叶功能减退症或肾上腺皮质功能不全应先服用糖皮质激素，待肾上腺皮质功能恢复正常后再用本类药	碘塞罗宁作用是甲状腺素的 3～5 倍。半衰期短、起效快，用药 3 日就可达到最大治疗效果。20～25 μg 相当于甲状腺片 60 mg。心血管疾病、糖尿病、尿崩症及老年患者慎用，不用于常规替代治疗

注：TSH，促甲状腺激素（thyroid stimulating hormone）。

（张潘潘　葛卫青）

第*5*章

甲状腺炎及甲状腺相关性眼病等相关治疗药物

　　甲状腺炎是一类累及甲状腺的异质性疾病。由自身免疫、病毒感染、细菌或真菌感染、慢性硬化、放射损伤、肉芽肿、药物、创伤等多种原因导致甲状腺滤泡结构破坏，其病因不同，组织学特征各异，临床表现及预后差异较大。患者可以表现甲状腺功能正常、一过性甲状腺毒症或甲状腺功能减退症，有时在病程中3种功能异常均可发生，部分患者最终发展为永久性甲状腺功能减退。

　　早期治疗以减轻炎症反应及缓解疼痛为目的。轻症可用非甾体抗炎药。糖皮质激素适用于疼痛剧烈、体温持续显著升高、非甾体抗炎药治疗无效者，可迅速缓解疼痛，减轻甲状腺毒症症状。

　　甲状腺相关性眼病，又称格雷夫斯眼病（Graves眼病），是与甲状腺疾病密切相关的一种器官特异自身免疫性疾病，位居成人眼眶疾病发病率首位，也是弥漫性毒性甲状腺肿最常见的甲状腺外表现，其发生率占弥漫性毒性甲状腺肿的25％～40％，亦可见于2％慢性淋巴细胞性甲状腺炎患者、少数甲状腺功能减退症患者和甲状腺功能正常人群。甲状腺相关性眼病的发病机制尚未完全明确，可能与免疫、遗传和环境等因素有关。

　　甲状腺相关性眼病的治疗方法包括药物治疗、眼眶放射治疗和手术治疗，其中药物治疗主要包括糖皮质激素、生物制剂和传统免疫抑制剂等治疗，同时需要全程控制危险因素，维持甲状腺功能稳定，并进行眼部对症支持治疗。糖皮质激素是目前甲状腺相关性眼病常用的治疗药物，具有强大的抗炎和免疫抑制作用，能够减轻眼睑、泪腺等眼眶周围组织炎性反应，改善眼外肌水肿等症状。另外由于使用激素治疗后有些患者容易失眠，加上甲状腺疾病患者本身也会有情绪焦虑易失眠的情况，因此在临床还会使用一些镇静催眠和具有催眠作用的抗抑郁药物。

5.1 非甾体抗炎药物

表 5-1 选择性环氧化酶-2 抑制剂

药品名称	依托考昔(Etoricoxib)	艾瑞昔布(Imrecoxib)	塞来昔布(Celecoxib)
用　　途	用于甲状腺炎轻症及痛风急性发作的抗炎镇痛治疗		
作用机制	通过抑制环氧化酶-2(Cyclooxygenase-2，COX-2)阻止炎性前列腺素类物质的产生，达到抗炎、镇痛及退热作用		
用法用量	口服，每次 120 mg，每日 1 次，最长使用 8 日	口服，餐后服用，每次 0.1 g，每日 2 次，疗程 8 周	口服，每次 200 mg，每日 2 次，宜于发作 24～48 h 内给药，通常疗程为 5～7 日
药代动力学	半衰期：22 h 吸收：约 1 h 血药浓度达到峰值 分布：血浆蛋白结合率约为 92% 代谢：主要在肝脏经细胞色素 P450 酶催化 排泄：70% 经尿液排泄，20% 经粪便排泄	半衰期：20 h 吸收：约 2 h 血药浓度达到峰值 代谢：主要在肝脏经 CYP2C9 代谢，生成 M_1 和 M_2 排泄：尿中游离型代谢物排泄率为 40%，经酶水解后，尿中代谢物的总排泄率为 50%	半衰期：11 h 吸收：约 3 h 血药浓度达到峰值 分布：血浆蛋白结合率约为 97% 代谢：主要在肝脏经 CYP2C9 代谢 排泄：57% 经粪便排泄，27% 经尿液排泄

药品名称	依托考昔(Etoricoxib)	艾瑞昔布(Imrecoxib)	塞来昔布(Celecoxib)
特殊患者群体	肝功能异常：轻度,使用剂量不应超过每次60 mg,每日1次;中度,不应超过每次60 mg,隔日1次,或每次30 mg,每日1次;重度,不推荐使用 肾功能不全：CCr≥30 mL/min,无需调整剂量 透析：不能清除 孕妇：妊娠晚期避免使用 哺乳期妇女：停止哺乳或停药 儿童：16岁以下禁用 老人：无需调整剂量,65岁以上使用需谨慎	肝功能异常：不推荐使用 肾功能不全：不推荐使用 孕妇：不推荐使用 哺乳期妇女：不推荐使用 儿童：不推荐使用 老人：慎用	肝功能异常：中度,剂量应减少约50%;重度,不建议使用 肾功能不全：重度不推荐使用 透析：不能清除 孕妇：妊娠晚期避免使用 FDA妊娠分级：C级(30周前)、D级(30周后) 哺乳期妇女：停止哺乳或停药 哺乳期用药分级：L2级 儿童：不推荐使用 老人：使用需谨慎,一般无需调整剂量,体重低于50 kg者,起始治疗推荐最低剂量
注意要点	1) 治疗时应尽可能缩短用药时间,使用最低有效剂量 2) 可掩盖感染的体征：发热 3) 用药期间监测血压 4) 禁用于接受冠状动脉旁路移植术患者的围手术期镇痛	1) 密切监测心血管、胃肠道、过敏、肝毒性等不良反应 2) 用药期间监测血压、血常规、血生化 3) 于最短治疗时间内使用最低有效剂量 4) 禁用于接受冠状动脉旁路移植术患者的围手术期镇痛	1) 用于幼年类风湿关节炎时可能导致弥散性血管内凝血 2) 可能延迟或抑制排卵 3) 与阿司匹林可能存在交叉过敏 4) 禁用于接受冠状动脉旁路移植术患者的围手术期镇痛

表 5 - 2　选择性环氧化酶- 2 抑制剂、丙酸类药物

药品名称	帕瑞昔布(Parecoxib)	美洛昔康(Meloxicam)	布洛芬(Ibuprofen)
用　　途	用于甲状腺炎轻症及痛风急性发作的抗炎镇痛治疗		
作用机制	通过抑制 COX-2 阻止炎性前列腺素类物质的产生,达到抗炎、镇痛及退热作用		通过抑制前列腺的合成,发挥解热、镇痛、抗炎等作用
用法用量	静脉注射、肌内注射,40 mg,随后视需要间隔 6～12 h 给予 20 mg 或 40 mg,最大日剂量为 80 mg	口服,每次 7.5 mg,每日 1 次,如果症状没有改善,需要时可增至每次 15 mg,每日 1 次	口服,餐时或餐后服用 普通剂:每次 0.2 g,若持续疼痛或发热,每 4～6 h 用药 1 次 缓释剂:每次 0.3～0.4 g,每日 2 次 局部给药凝胶、搽剂、乳膏:依患处面积大小,每日 3～4 次,取适量轻揉患处
药代动力学	半衰期:22 min,伐地昔布约为 8 h 吸收:伐地昔布于注射后约 30 min 或 1 h 血药浓度达到峰值 分布:血浆蛋白结合率约为 98% 代谢:主要在肝脏经肝酶水解转化为活性代谢物伐地昔布和丙酸 排泄:约 70% 的药物以非活性代谢物形式经尿液排泄	半衰期:15～20 h 吸收:5～6 h 血药浓度达到峰值 分布:血浆蛋白结合率约为 99% 代谢:主要在肝脏经 CYP2C9 代谢,其次经 CYP3A4 代谢 排泄:经尿液和粪便的排泄量相当	半衰期:1.8～2 h(普通制剂) 吸收:1.2～2.1 h 血药浓度达到峰值(普通制剂),(3.4±0.75)h 血药浓度达到峰值(缓释混悬液) 分布:血浆蛋白结合率约为 99% 代谢:主要在肝脏经 CYP2C9 代谢 排泄:60%～90% 经尿液排泄,其余经粪便排泄

药品名称	帕瑞昔布(Parecoxib)	美洛昔康(Meloxicam)	布洛芬(Ibuprofen)
特殊患者群体	肝功能异常：轻度,无需调整剂量；中度,应减至常规剂量的一半；重度,禁用 肾功能不全：CCr<30 mL/min 应从最低推荐剂量(20 mg)开始用药,并密切监测肾功能 透析：不能清除 孕妇：妊娠晚期禁用 哺乳期妇女：停止哺乳或停药 儿童：不推荐使用 老人：体重低于 50 kg 的老年患者,初始剂量应减至常规剂量的一半,且每日最高剂量应减至 40 mg	肝功能异常：轻度、中度,无需调整剂量；重度,禁用 肾功能不全：CCr>25 mL/min 者无需调整剂量,接受透析的严重肾衰竭患者的剂量不应超过每日 7.5 mg 透析：不能清除 孕妇：禁用 FDA 妊娠分级：C 级(30 周前)、D 级(30 周后) 哺乳期妇女：禁用 哺乳期用药分级：L3 级 儿童：15 岁以下儿童不推荐使用 老人：慎用	肝功能异常：肝病禁用 肾功能不全：肾病禁用 孕妇：禁用 FDA 妊娠分级：C 级(30 周前)、D 级(30 周后) 哺乳期妇女：禁用 哺乳期用药分级：L1 级 儿童：混悬滴剂,1～3 岁(12～15 kg),每次 2 mL；4～6 岁(16～21 kg),每次 3 mL；7～9 岁(22～27 kg),每次 4 mL；10～12 岁(28～32 kg),每次 5 mL。直肠给药(栓剂),1～3 岁,每次 0.05 g；3～6 岁,每次 0.1 g,24 h 不超过 4 次 老人：慎用
注意要点	1) 建议临床连续使用不超过 3 日 2) 脱水的患者建议先补充足够的水分,再使用该药治疗 3) 不推荐计划妊娠妇女使用 4) 禁用于接受冠状动脉旁路移植术患者的围手术期镇痛	1) 对于肾血流和血容量减少的患者,在治疗初期应监控利尿容量 2) 可能会掩盖基础感染性疾病的症状 3) 准备受孕的妇女不推荐使用	1) 于最短治疗时间内使用最低有效剂量 2) 用于镇痛时不得使用超过 5 日,用于解热时不得使用超过 3 日 3) 受孕困难或正接受不孕检查者,应考虑停药 4) 禁用于接受冠状动脉旁路移植术患者的围手术期镇痛

表 5－3　非选择性 COX-2 抑制剂类药物

药品名称	洛索洛芬(Loxoprofen)	双氯芬酸(Diclofenac)	吲哚美辛(Indometacin)	吡罗昔康(Piroxicam)
用　途	用于甲状腺炎轻症及痛风急性发作的抗炎镇痛治疗			
作用机制	通过抑制前列腺素的合成而发挥镇痛、抗炎及解热作用			
用法用量	口服，餐后服用 慢性炎症疼痛：每次 60 mg，每日 3 次 急性炎症疼痛：顿服 60～120 mg，可根据年龄、症状适当增减，每日最大剂量为 180 mg	口服，餐前或与食物同服(肠溶片和缓释片) 肠溶片：每日 100～150 mg，分 2～3 次，餐前口服 缓释片：每次 75 mg，每日 1 次，最大日剂量为 150 mg，分 2 次与食物同服 肌内注射：每次 50 mg，每日 2～3 次 直肠给药：每次 50 mg，每日 1～2 次	口服，餐后或与食物同服 缓释片：初始剂量每次 100 mg，每日 1 次，以后每次 75 mg，每日 2 次，疼痛控制后迅速减量至停药 缓释胶囊：每次 25～50 mg，每日 1～2 次 直肠给药：每次 50～100 mg，每日最大剂量为 200 mg，分次给药	口服，餐后或与食物同服 每次 20 mg，每日 1 次，或每次 10 mg，每日 2 次
药代动力学	半衰期：1.2～1.3 h 吸收：30～50 min 血药浓度达到峰值 分布：原型物的蛋白结合率为 97.0%，活性代谢物的蛋白结合率为 92.8% 代谢：主要经肝脏代谢，大部分变为原型物的葡萄糖醛酸结合物或羟基化物的葡萄糖醛酸结合物 排泄：主要经尿液排泄	半衰期：滑液中 3～6 h，血浆中 1～2 h，(6.75±2.63)h(缓释) 吸收：肠溶制剂 1～2 h 血药浓度达到峰值，缓释制剂 4 h 血药浓度达到峰值 分布：血浆蛋白结合率约为 99.7% 代谢：主要经肝脏代谢，部分经葡萄糖醛酸化转化，但主要转化途径为单羟基化、多羟基化或甲基化反应 排泄：约有 60% 经尿液排泄，剩余部分以代谢物通过胆汁经粪便排泄	半衰期：4.5 h 吸收：普通、肠溶制剂，1～4 h 血药浓度达到峰值；缓释制剂，5～6 h 血药浓度达到峰值 分布：血浆蛋白结合率为 99% 代谢：经肝脏代谢为去甲基化物和去氯苯甲酰化物，随后又可水解为原型药物而被重吸收 排泄：60% 从肾脏排泄，33% 从胆汁排泄	半衰期：平均为 50 h(30～86 h) 吸收：3～5 h 血药浓度达到峰值 分布：血浆蛋白结合率为 90% 以上 代谢：主要在肝脏经 CYP2C9 代谢 排泄：66% 经尿液排泄，33% 经粪便排泄

药品名称	洛索洛芬(Loxoprofen)	双氯芬酸(Diclofenac)	吲哚美辛(Indometacin)	吡罗昔康(Piroxicam)
特殊患者群体	肝功能异常：轻度至中度，慎用；重度，禁用 肾功能不全：轻度至中度，慎用；重度，禁用 透析：不能清除 孕妇：妊娠晚期禁用 哺乳期妇女：禁用 儿童：不推荐使用 老人：慎用，低剂量开始	肝功能异常：轻度至中度，慎用；重度，禁用 肾功能不全：肾衰竭患者禁用 透析：不能清除 孕妇：妊娠30周后避免使用 FDA妊娠分级：C级(30周前)、D级(30周后) 哺乳期妇女：停止哺乳或停药 哺乳期用药分级：L2级 儿童：口服，1岁及1岁以上儿童，每日0.5~2 mg/kg，最大日剂量为3 mg/kg，分3次服用。直肠给药，3岁以下儿童，每次6.25 mg；3~5岁儿童，每次6.25~12.5 mg；6~8岁儿童，每次12.5 mg 老人：慎用	肝功能异常：禁用 肾功能不全：禁用 透析：不能清除 孕妇：禁用 FDA妊娠分级：C级(30周前)、D级(30周后) 哺乳期妇女：禁用 哺乳期用药分级：L3级 儿童：14岁以下不宜使用，必须使用时应密切观察，片剂、肠溶片、胶囊，每日1.5~2.5 mg/kg，分3~4次服用，待起效后减至最低剂量 老人：慎用	肝功能异常：慎用，肝衰竭禁用 肾功能不全：慎用，肾衰竭禁用 透析：不能清除 孕妇：禁用 FDA妊娠分级：C级(30周前)、D级(30周后) 哺乳期妇女：不宜使用 哺乳期用药分级：L2级 儿童：禁用 老人：慎用
注意要点	1) 避免长期使用 2) 在整个治疗过程中应密切监测血压 3) 定期进行尿液、血液学及肝、肾功能等临床检查，如发现异常应采取减量、停药等适当措施 4) 禁用于接受冠状动脉旁路移植术患者的围手术期镇痛	1) 如疑似出现严重胃肠道不良反应、肾功能损害、视力障碍、血象异常应立即评估和治疗并停药 2) 如肝功能异常持续或加重，应立即停药，并进行临床评估 3) 用药期间监测血压、血常规、肝肾功能 4) 禁用于接受冠状动脉旁路移植术患者的围手术期镇痛	1) 需做中或大剂量甲氨蝶呤治疗，应于24~48 h前停药 2) 服用米非司酮，用药8~12日后才能开始服用吲哚美辛 3) 解热作用强，可迅速大幅度退热 4) 毒副反应较大，一般已不作为首选用药，仅在其他非甾体药无效时才考虑应用	1) 对阿司匹林或其他非甾体抗炎药过敏的患者，对本药也可能过敏 2) 不作为首选药物 3) 使用本药前应纠正脱水或低血容量患者的血容量 4) 抑制血小板聚集，作用比阿司匹林弱，但可持续到停药后2周。术前和术后应停用

第5章　甲状腺炎及甲状腺相关性眼病等相关治疗药物

5.2 糖皮质激素类药物

表 5‑4 短效糖皮质激素

通用名	氢化可的松(Hydrocortisone)	可的松(Cortisone)
用 途	1) 用于治疗肾上腺皮质功能减退症、垂体功能减退症及先天性肾上腺皮质增生症 2) 用于治疗过敏性及炎症性疾病 3) 用于抢救危重中毒性感染 4) 用于预防和治疗移植物急性排斥反应 5) 外用制剂用于治疗过敏性皮炎、脂溢性皮炎、过敏性湿疹、苔藓样瘙痒症等 6) 眼用制剂用于治疗虹膜睫状体炎、角膜炎、虹膜炎、结膜炎、睑炎、眼红、泪囊炎等	1) 用于治疗原发性或继发性肾上腺皮质功能减退症,合成糖皮质激素所需酶系缺陷所致的各型先天性肾上腺增生症 2) 用于治疗多种疾病,具体包括自身免疫性疾病、过敏性疾病、炎症性疾病、血液病、甲状腺危象、亚急性非化脓性甲状腺炎、败血性休克、脑水肿、肾病综合征、高钙血症 3) 眼用制剂用于过敏性结膜炎
作用机制	1) 抗炎作用:对除病毒外的各种病因引起的炎症均有作用,可减轻和防止组织对炎症的反应,亦可抑制炎症后期组织的修复 2) 免疫抑制作用:防止或抑制细胞中介的免疫反应、延迟性的过敏反应,并减轻原发免疫反应的发展 3) 抗毒素、抗休克作用:可提高机体的耐受能力,减轻细胞损伤	
用法用量	1) 口服给药:每日 20～30 mg,清晨服 2/3,午餐后服 1/3,在应激状况时,应适量加量,可增至每日 80 mg,分次服用 2) 静脉滴注:氢化可的松注射液,每次 100 mg,每日 1 次,同时加用维生素 C 500～1 000 mg;注射用氢化可的松琥珀酸钠,每次 100 mg,可用至每日 300 mg,疗程不超过 3～5 日 3) 肌内注射:氢化可的松注射液,每日 20～40 mg;注射用氢化可的松琥珀酸钠,每日 50～100 mg,分 4 次注射 4) 关节腔内注射:注射用氢化可的松琥珀酸钠,每次 25～50 mg 5) 鞘内注射:注射用氢化可的松琥珀酸钠,每次 25 mg	1) 口服给药:每日 25～37.5 mg,清晨服 2/3,下午服 1/3,在应激状况时,应适量加量 2) 静脉注射:有严重应激时,应改为氢化可的松静脉注射

通用名	氢化可的松（Hydrocortisone）	可的松（Cortisone）
药代动力学	半衰期：口服半衰期约为 100 min,注射给药半衰期为 1.3～1.9 h 吸收：极易自消化道吸收,约 1 h 血药浓度达到峰值 分布：血浆蛋白结合率高于 90% 代谢：主要经肝脏代谢,转化为四氢可的松和四氢氢化可的松 排泄：大多数代谢产物结合成葡萄糖醛酸酯,极少数以原型经尿排泄	半衰期：30 min 吸收：口服血药浓度达到峰值时间为 2 h,肌内注射后吸收较慢 分布：与血浆蛋白呈可逆性结合 代谢：在肝中转化为具活性的氢化可的松,也可经肾组织等代谢为非活性产物 排泄：大多数代谢产物结合成葡萄糖醛酸酯,极少数以原型经尿排泄
特殊患者群体	肝功能异常：慎用 肾功能不全：慎用 孕妇：慎用 FDA 妊娠分级：C 级 哺乳期妇女：权衡利弊尽可能避免使用；使用全身糖皮质激素等待 4 h 再哺乳,中等剂量、中程治疗方案时不应哺乳 哺乳期分级：L3 级 儿童：肾上腺皮质功能减退症、先天性肾上腺皮质增生症,口服,每日 20～25 mg/m²,分 3 次服用；儿童生理性替代治疗,每日 8～10 mg/m²,分为每 8 h 给药 1 次,最高剂量可达 12 mg/m² 老人：老年患者用糖皮质激素易发生高血压、糖尿病；老年患者尤其是更年期后的女性应用糖皮质激素易加重骨质疏松	肝功能异常：肝硬化、脂肪肝患者慎用,宜选用氢化可的松 肾功能不全：慎用 透析：不能清除 孕妇：权衡利弊使用 FDA 妊娠分级：D 级 哺乳期妇女：权衡利弊使用；使用全身糖皮质激素等待 4 h 再哺乳,中等剂量、中程治疗方案时不应哺乳 哺乳期用药分级：L3 级 儿童：长期每日分次给予糖皮质激素会抑制儿童的生长,应严密观察,这种治疗方法只可用于危重情况 老人：慎用,长期服用易诱发感染症、糖尿病、高血压、骨质疏松、白内障、青光眼等

通用名	氢化可的松（Hydrocortisone）	可的松（Cortisone）
注意要点	1）用药前应仔细询问患者用药史和过敏史 2）用药期间可能有必要注意饮食中盐的限制和钾的补充 3）用于治疗活动性结核时，仅限于与适当的抗结核方案联用于暴发性或播散性结核 4）高剂量的本药不应用于治疗创伤性脑损伤 5）皮质类固醇不应用于脑型疟 6）不推荐口服皮质类固醇用于治疗视神经炎，因可能增加新的眼部疾病的发作风险 7）使用激素可使已控制的感染复发，须同时使用有效的抗生素并密切观察病情变化，短期使用本药后，即迅速减量、停药。长期接受糖皮质激素治疗后应逐渐缓慢减量，并由原来的 1 日用药数次改为 1 日上午用药 1 次，或隔日上午用药 1 次，不可突然停药 8）本药注射剂用于治疗过敏性疾病时应加强监测。若出现症状恶化或新的过敏症状，应立即停药，必要时采取适当的干预措施	1）感染性疾病患者：某些感染性疾病患者慎用本药，必要时应同时使用抗感染药，若感染不易控制应停用本药 2）消化性溃疡、青光眼、电解质紊乱、血栓症、心肌梗死、内脏手术患者一般应避免使用本药，特殊情况用药应权衡利弊，应注意病情恶化的可能 3）因有出现神经系统并发症和（或）缺乏抗体反应的风险，故使用皮质类固醇的患者（尤其大剂量使用的患者）不可接种牛痘，也不可接受其他免疫措施 4）本药停药时应逐渐减量或同时使用促肾上腺皮质激素类药
糖皮质激素药物比较	受体亲和力：1 水盐代谢比值：1 糖代谢比值：1 抗炎作用比值：1 等效剂量：20 mg 作用维持时间：8～12 h	受体亲和力：0.01 水盐代谢比值：0.8 糖代谢比值：0.8 抗炎作用比值：0.8 等效剂量：25 mg 作用维持时间：8～12 h

表 5-5 中效糖皮质激素 1

通用名	泼尼松(Prednisone)	泼尼松龙(Prednisolone)
用　途	1) 用于过敏性与自身免疫性炎症性疾病,适用于结缔组织病、系统性红斑狼疮、重症多肌炎、严重支气管哮喘、皮肌炎、血管炎、急性白血病、恶性淋巴瘤及适用于其他肾上腺皮质激素类药的病症等 2) 用于治疗甲状腺相关性眼病 3) 用于严重急性痛风发作 4) 用于治疗原发性醛固酮增多症	1) 用于过敏性与自身免疫性炎症疾病、胶原性疾病,如风湿病、类风湿关节炎、红斑狼疮、严重支气管哮喘、肾病综合征、血小板减少性紫癜、粒细胞减少、急性淋巴性白血病、肾上腺皮质功能不足症、剥脱性皮炎、天疱疮、神经性皮炎、类湿疹 2) 滴眼液用于短期治疗对类固醇敏感的眼部炎症 3) 乳膏制剂用于接触性皮炎、脂溢性皮炎、过敏性湿疹及苔藓样瘙痒症等 4) 用于治疗甲状腺相关性眼病
作用机制	1) 抗炎作用:糖皮质激素可减轻和防止组织对炎症的反应,从而减轻炎症的表现 2) 免疫抑制作用:防止或抑制细胞介导的免疫反应、延迟性的过敏反应,并减轻原发免疫反应的发展 3) 抗毒、抗休克作用:糖皮质激素可对抗细菌内毒素对机体的刺激反应,减轻细胞损伤,发挥保护机体的作用	
用法用量	1) 口服:每次 5～10 mg,每日 10～60 mg,必要时酌量增减 2) 静脉滴注:每次 10～20 mg,加入 5% 葡萄糖注射液 500 mL 中滴注 3) 静脉注射:用于危重患者,每次 10～20 mg,必要时可重复 4) 甲状腺相关性眼病:每日 100 mg,逐渐减至每周 5～10 mg,直至停药,总疗程 4～6 个月 5) 严重急性痛风发作:口服,每日 0.5 mg/kg,连续用药 5～10 日停药,或每日 0.5 mg/kg,用药 2～5 日后逐渐减量,总疗程 5～10 日 6) 原发性醛固酮增多症:睡前口服,起始剂量为每日 2.5～5 mg	1) 口服:初始剂量为每日 15～40 mg,需要时可用至每日 60 mg 或 0.5～1 mg/kg。发热患者分 3 次服用,体温正常者于晨起顿服。病情稳定后应逐渐减量,维持剂量为每日 5～10 mg 2) 肌内注射或关节腔内注射:每日 10～40 mg,必要时可增量 3) 静脉滴注:每次 10～20 mg,加入 5% 葡萄糖注射液 500 mL 中滴注 4) 静脉注射:用于危重患者,每次 10～20 mg,必要时可重复 5) 甲状腺相关性眼病:预防加重,每日 0.3～0.5 mg/kg,逐渐减量,3 个月停药;长期干预,每日 50～100 mg,联合环孢素

通用名	泼尼松（Prednisone）	泼尼松龙（Prednisolone）
药代动力学	半衰期：2～3 h 吸收：血药浓度达到峰值时间为1～2 h,缓释制剂血药浓度达到峰值时间为6～6.5 h 分布：血浆蛋白结合率小于50% 代谢：在肝内将11位酮基还原为11位羟基后显药理活性 排泄：主要以硫酸盐和葡萄糖苷酸结合物的形式从尿中排出	半衰期：口服2～3 h 吸收：极易自消化道吸收,口服后1～2 h血药浓度达到峰值 分布：血浆蛋白结合率为65%～91% 代谢：本身以活性形式存在,无需经肝脏转化即发挥其生物效应 排泄：游离和结合型代谢物自尿中排出,部分以原型,小部分可经乳汁排出
特殊患者群体	肝功能异常：肝硬化患者慎用 肾功能不全：慎用 透析：不能清除 孕妇：权衡利弊使用 FDA妊娠分级：C级 哺乳期妇女：权衡利弊使用,使用最低剂量达到临床效果,给药后4 h内避免母乳喂养；中等剂量、中程治疗方案时,不应哺乳 哺乳期用药分级：L2级 儿童：小儿如长期使用肾上腺皮质激素,须十分慎重,因激素可抑制患儿的生长和发育,隔日疗法可减轻生长抑制作用 老人：老年患者用糖皮质激素易发生高血压、糖尿病	肝功能异常：慎用 肾功能不全：慎用 孕妇：禁用 FDA妊娠分级：D级 哺乳期妇女：禁用 哺乳期用药分级：L2级 儿童：小儿如长期使用肾上腺皮质激素,须十分慎重,因激素可抑制患儿的生长和发育,如确有必要长期使用,应采用短效制剂（如可的松）或中效制剂（如泼尼松）,避免使用长效制剂（如地塞米松） 老人：老年患者用糖皮质激素易发生高血压、糖尿病。老年患者尤其是更年期后的女性应用糖皮质激素易加重骨质疏松

通用名	泼尼松(Prednisone)	泼尼松龙(Prednisolone)
特殊注意事项	长期用药后,停药时应逐渐减量	1)本药可诱发感染。在激素作用下,原已被控制的感染可复发,最常见为结核感染复发。须同时使用有效的抗生素并密切观察病情变化,短期使用后,即迅速减量、停药 2)用于治疗过敏性疾病的患者,应加强监测。若出现症状恶化或新发过敏症状,应立即停药,必要时采取适当的干预措施
糖皮质激素药物比较	受体亲和力:0.05 水盐代谢比值:0.8 糖代谢比值:4 抗炎作用比值:3.5 等效剂量:5 mg 组织生物效应:12～36 h	受体亲和力:2.2 水盐代谢比值:0.8 糖代谢比值:4 抗炎作用比值:4 等效剂量:5 mg 组织生物效应:12～36 h

表 5-6　中效糖皮质激素 2

通用名	甲泼尼龙(Methylprednisolone)	曲安西龙(Triamcinolone)
用途	1)用于内分泌失调:原发或继发性肾上腺皮质不全、先天性肾上腺增生、非化脓性甲状腺炎、癌症引起的高钙血症 2)用于抗炎治疗、免疫抑制治疗、治疗血液病及肿瘤、治疗休克 3)用于治疗甲状腺相关性眼病、甲状腺相关性视神经病变	用于治疗变态反应性炎症、自身免疫性疾病,主要包括: 1)系统性红斑狼疮等结缔组织病 2)肾病综合征等肾脏免疫性疾病 3)特发性血小板减少性紫癜等免疫性疾病

通用名	甲泼尼龙（Methylprednisolone）	曲安西龙（Triamcinolone）
作用机制	为人工合成的糖皮质激素。可扩散透过细胞膜，与细胞质内特异性受体结合，随后进入细胞核内与 DNA 结合，启动 mRNA 转录，合成多种酶蛋白。可影响炎症和免疫过程	结合糖皮质激素受体或抑制特定基因的转录，由此发挥毛细血管收缩作用、肿瘤形成抑制作用、抗炎症作用、抑制促肾上腺皮质激素（adrenocorticotropic hormone，ACTH）作用
用法用量	1）口服：初始剂量一般为每日 4～48 mg 2）静脉注射：初始剂量为 10～500 mg。初始剂量小于或等于 250 mg，应至少注射 5 min；初始剂量大于 250 mg，应至少注射 30 min 3）类风湿关节炎：静脉注射，每日 1 g，连用 1～4 日；或每月 1 g，使用 6 个月。每次至少注射 30 min 4）慢性阻塞性肺病急性加重：每日 40～60 mg，连用 5～14 日；危重患者每次 60 mg，每 6 h 一次 5）多发性硬化症：口服，每日 200 mg 6）脑水肿：口服，每日 200～1 000 mg 7）器官移植：口服，每日 7 mg/kg 8）甲状腺相关性眼病：静脉滴注，累积剂量 4.5 g（12 周）方案：每次 0.5 g，每周 1 次，给药 6 周，接着每次 0.25 g，每周 1 次，给药 6 周。累积剂量 7.5 g（12 周）方案：每次 0.75 g，每周 1 次，给药 6 周，接着每次 0.5 g，每周 1 次，给药 6 周。同一疗程的累积剂量不超过 8 g，若病情需要第 2 个疗程，建议至少间隔 4 周 9）甲状腺相关性视神经病变：静脉滴注，每次 0.5～1 g，每日或隔日 1 次，每周 3 次（连续给药 3 日或隔日 1 次），给药 2 周	口服：初始剂量每日 4～48 mg。病情控制后应按医嘱逐渐缓慢减量。长期用维持剂量，每日 4～8 mg

通用名	甲泼尼龙（Methylprednisolone）	曲安西龙（Triamcinolone）
药代动力学	半衰期：约为 100 min 吸收：极易自消化道吸收，约 1 h 血药浓度达到峰值 分布：在血中 90％以上与血浆蛋白结合 代谢：主要经肝脏代谢，转化为四氢可的松和四氢氢化可的松 排泄：大多数代谢产物结合成葡萄糖醛酸酯，极少数以原型经尿排泄	半衰期：200 min 分布：约 90％以上与血浆蛋白结合后而无生物活性，具有生物活性的不到 10％ 代谢：主要在肝脏灭活，淋巴细胞亦有氧化或还原糖皮质激素的能力 排泄：由肾排泄，在尿中游离的可的松小于 2％，而 90％以上是灭活的
特殊患者群体	肝功能异常：需要调整用药剂量 肾功能不全：无需调整剂量 透析：可清除 孕妇：权衡利弊使用 FDA 妊娠分级：C 级 哺乳期妇女：常规剂量时可哺乳，中等剂量时不应哺乳 哺乳期用药分级：L2 级 儿童：含有苯甲醇，早产儿或足月新生儿不得使用苯甲醇 老人：老人发生骨质疏松及水潴留的风险增加，且可能出现高血压，使用本药时应进行严格地医疗监督并尽可能缩短疗程	肝功能异常：慎用 肾功能不全：慎用 孕妇：慎用 FDA 妊娠分级：C 级 哺乳期妇女：慎用 哺乳期用药分级：L3 级 儿童：长期使用本药可抑制生长和发育，应慎用 老人：慎用

通用名	甲泼尼龙（Methylprednisolone）	曲安西龙（Triamcinolone）
特殊注意事项	1) 可能引起过敏反应 2) 皮质类固醇应尽量使用最低有效量和最短疗程 3) 突然停用糖皮质激素可能引起急性肾上腺皮质功能不全,应逐渐递减用药量 4) 大剂量的本药不应用于治疗创伤性脑损伤 5) 皮质类固醇不应用于脑型疟 6) 不推荐口服皮质类固醇用于治疗视神经炎,因可能增加新的眼部疾病的发作风险 7) 用药期间可能有必要注意饮食中盐的限制和钾的补充 8) 长期用药应监测是否出现下丘脑-垂体-肾上腺轴抑制、库欣综合征和高血糖 9) 使用糖皮质激素可能掩盖腹膜炎或与胃肠系统疾病(如消化性溃疡)相关的体征或症状,如穿孔、梗阻或胰腺炎 10) 若出现中毒性肝炎,应停止静脉给药 11) 若出现 Kaposi 肉瘤(常发生于长期用药),应停药	1) 可抑制免疫系统,故患者更易感染,应谨慎 2) 长期大剂量用药后撤药前应检查下丘脑-垂体-肾上腺轴是否受抑制
糖皮质激素药物比较	受体亲和力：11.9 水盐代谢比值：0.5 糖代谢比值：5 抗炎作用比值：5 等效剂量：4 mg 组织生物效应：12～36 h	受体亲和力：1.9 水盐代谢比值：0 糖代谢比值：5 抗炎作用比值：5 等效剂量：4 mg 组织生物效应：12～36 h

通用名	地塞米松（Dexamethasone）	倍他米松（Betamethasone）
用　　途	1）用于过敏性与自身免疫性炎症性疾病,如结缔组织病、活动性风湿病、类风湿关节炎、红斑狼疮、严重支气管哮喘、严重皮炎、溃疡性结肠炎、急性白血病、恶性淋巴瘤、某些严重感染及中毒;还用于某些肾上腺皮质疾病的诊断(地塞米松抑制试验) 2）口腔贴片用于非感染性口腔黏膜溃疡 3）乳膏制剂用于过敏性和自身免疫性炎症性疾病,如局限性瘙痒症、神经性皮炎、接触性皮炎、脂溢性皮炎、慢性湿疹 4）滴眼液用于虹膜睫状体炎、虹膜炎、角膜炎、过敏性结膜炎、眼睑炎、泪囊炎等 5）玻璃体内植入剂用于治疗视网膜分支静脉阻塞或中央静脉阻塞引起的黄斑水肿	1）主要用于过敏性与自身免疫性炎症性疾病。现多用于活动性风湿病、类风湿关节炎、红斑狼疮、严重支气管哮喘、严重皮炎、急性白血病等,也用于某些感染的综合治疗 2）乳膏制剂用于缓解激素敏感性皮肤病的炎症和瘙痒症状
作用机制	1）抗炎作用:可减轻和防止组织对炎症的反应,从而减轻炎症的表现 2）免疫抑制作用:防止或抑制细胞介导的免疫反应、延迟性的过敏反应,减轻原发免疫反应的发展 3）抗毒、抗休克作用:可对抗细菌内毒素对机体的刺激反应,减轻细胞损伤,发挥保护机体的作用	
用法用量	1）口服给药:起始剂量为每次 0.75～3 mg,每日 2～4 次,维持量约每日 0.75 mg 2）静脉给药:地塞米松磷酸钠注射剂,静脉注射或滴注(静脉滴注时应以 5％葡萄糖注射液稀释),每次 2～20 mg,2～6 h 重复给药至病情稳定,大剂量连续给药通常不超过72 h;地塞米松棕榈酸酯注射液,用于类风湿关节炎,静脉注射,每次 4 mg,每 2 周 1 次 3）肌内注射:醋酸地塞米松注射液,每次 1～8 mg,每日 1 次 4）皮内注射:醋酸地塞米松注射液,每一注射点 0.05～0.25 mg,共注射 2.5 mg,每周 1 次 5）鞘内注射:地塞米松磷酸钠注射剂,每次 5 mg,每 1～3 周 1 次;醋酸地塞米松注射液,每次 0.8～6 mg,每 2 周 1 次 6）关节腔内注射:地塞米松磷酸钠注射剂,每次 0.8～4 mg,根据关节大小确定剂量;地	1）口服给药:起始剂量为每日 1～4 mg,分次给药,维持剂量为每日 0.5～1 mg 2）肌内注射:每日 2～20 mg,分次给药 3）静脉注射:每日 2～20 mg,分次给药 4）急性痛风发作:复方倍他米松注射液,1 mL 含二丙酸倍他米松(以倍他米松计)5 mg 与倍他米松磷酸酯二钠(以倍他米松计)2 mg。肌内注射,开始为每次 1～2 mL,必要时可

通用名	地塞米松（Dexamethasone）	倍他米松（Betamethasone）
用法用量	塞米松棕榈酸酯注射液，用于类风湿关节炎，每次 2～8 mg，必要时隔 2～4 周可再次给药；醋酸地塞米松注射液，每次 0.8～6 mg，每 2 周 1 次 7）腔内注射：醋酸地塞米松注射液，每次 0.1～0.2 mg，每日 1～3 次，于鼻腔、喉头、气管、中耳腔、耳管注射 8）软组织的损伤部位内注射：醋酸地塞米松注射液，每次 0.8～6 mg，每 2 周 1 次 9）甲状腺危象：静脉滴注，每次 2 mg，每 6～8 h 一次 10）原发性醛固酮增多症：睡前口服，起始剂量为每日 0.125～0.25 mg	重复给药，剂量及注射次数视病情和患者反应而定，避免长期使用；关节内注射，每次 0.25～2 mL（视关节大小或注射部位而定），避免短期内重复使用
药代动力学	半衰期：血浆半衰期为 190 min，组织半衰期为 3 日 吸收：极易自消化道吸收，口服地塞米松在健康受试者中的生物利用度为 70%～78%，地塞米松磷酸钠或醋酸地塞米松肌内注射后，分别于 1 h 和 8 h 后血药浓度达到峰值 分布：较其他皮质激素类药物低 代谢：被 CYP3A4 6-羟基化为 6α-和 6β-羟基地塞米松 排泄：皮质类固醇通常主要在尿液中消除	半衰期：血浆半衰期为 190 min，组织半衰期为 3 日 吸收：极易自消化道吸收，肌内注射后 1 h 血药浓度达到峰值 分布：较其他皮质激素类药物低 代谢：主要经肝脏代谢 排泄：肾脏排泄，部分药物及其代谢产物亦可随胆汁排泄
特殊患者群体	肝功能异常：慎用 肾功能不全：慎用 孕妇：权衡利弊使用 FDA 妊娠分级：C 级 哺乳期妇女：避免哺乳 哺乳期用药分级：L3 级	肝功能异常：慎用 肾功能不全：慎用 孕妇：权衡利弊，避免使用 FDA 妊娠分级：C 级 哺乳期妇女：避免哺乳 哺乳期用药分级：L3 级

通用名	地塞米松（Dexamethasone）	倍他米松（Betamethasone）
特殊患者群体	儿童：激素可抑制儿童的生长和发育，长期用药还可能引起颅内压升高，儿童慎用本药，并应避免长期使用 老人：老人长期使用本药易诱发感染性疾病、糖尿病、骨质疏松症、高血压、后囊白内障、青光眼等不良反应，应慎用	儿童：不推荐13岁以下儿童使用 老人：老年患者用糖皮质激素易发生高血压、糖尿病。老年患者尤其是更年期后的女性应用糖皮质激素易加重骨质疏松
特殊注意事项	1）不推荐明显视网膜局部缺血的视网膜静脉阻塞引起的黄斑水肿患者使用本药玻璃体内植入剂 2）使用本药时感染水痘或麻疹，可能加重病情 3）长期用药后，停药时应逐渐减量 4）有正接受吲哚美辛治疗的患者进行地塞米松抑制试验导致试验结果呈假阴性的报道 5）在眼部急性化脓的情况下，使用本药滴眼液可能掩盖或加重感染 6）使用本药玻璃体内植入剂前，推荐对眼周皮肤、眼睑和眼表进行充分麻醉，并使用广谱抗生素；使用后应继续接受广谱抗生素治疗 7）本药玻璃体内植入剂植入后，应立即使用间接检眼镜检查注射象限，以确保成功植入。如未观察到植入剂，可取一无菌棉签在注射位置轻轻按压使植入剂进入视野 8）本药可能导致暂时性视力下降，用药时不应驾驶或使用机器直至视力恢复	1）诱发感染：在激素作用下，已被控制的感染可复发，最常见结核感染复发。对某些感染应用激素可减轻组织的破坏、减少渗出、减轻感染中毒症状，但同时必须使用有效的抗生素治疗，并密切观察病情变化 2）在短期使用本药后，应迅速减量、停药
糖皮质激素药物比较	受体亲和力：7.1 水盐代谢比值：0 糖代谢比值：20～30 抗炎作用比值：30 等效剂量：0.75 mg 作用维持时间：36～54 h	受体亲和力：5.4 水盐代谢比值：0 糖代谢比值：20～30 抗炎作用比值：25～35 等效剂量：0.6 mg 作用维持时间：36～54 h

5.3 镇静催眠药物

表 5-8 非苯二氮䓬类镇静催眠药

药品名称	唑吡坦(Zolpidem)	右佐匹克隆(Dexzopiclone)	佐匹克隆(Zopiclone)	扎来普隆(Zaleplon)
用 途	用于失眠症的短期治疗			
作用机制	选择性作用于 GABA 受体,起到镇静催眠作用			
用法用量	口服,临睡前或上床后服用,成人每次 10 mg,每日 1 次	口服,成人推荐起始剂量为每日 1 mg,如有临床需求,剂量可增至 2 mg 或 3 mg	口服,晚上临睡前服用,每日 7.5 mg	口服,睡前或入睡困难时服用,每次 5~10 mg
药代动力学	半衰期:0.7~3.5 h 吸收:生物利用度约为 70%,0.5~3 h 血药浓度达到峰值 分布:血浆蛋白结合率约为 92% 代谢:经肝脏代谢 排泄:主要经尿液(大约 60%)和粪便(大约 40%)排出	半衰期:成年人 6 h,65 岁以上为 9 h 吸收:约 1 h 血药浓度到峰值 分布:血浆蛋白结合率 52%~59% 代谢:经肝脏代谢,主要通过氧化与去甲基化代谢,与 CYP3A4 和 CYP2E1 相关 排泄:75% 以代谢物的形式在尿液中排出,小于 10% 以原型从尿液中排出	半衰期:成年人 5 h,老年人 7 h 吸收:生物利用度约为 80%,1.5~2 h 血药浓度达到峰值 分布:血浆蛋白结合率约为 45% 代谢:经肝脏代谢,主要经 CYP3A4 代谢为 N-氧化佐匹克隆和 N-去甲基佐匹克隆,CYP2C8 也参与 N-去甲基佐匹克隆的代谢 排泄:约 80% 以非结合代谢产物的形式由尿排出,约 16% 由粪便排出	半衰期:1 h 吸收:绝对生物利用度大约为 30%,有显著的首过效应。1 h 左右血药浓度达到峰值 分布:血浆蛋白结合率约为 60%±15% 代谢:经肝脏代谢,主要被醛氧化酶转化为 5-氧脱乙基扎来普隆,很少被 CYP3A4 代谢 排泄:70% 由尿排出,17% 由粪便排出

药品名称	唑吡坦(Zolpidem)	右佐匹克隆(Dexzopiclone)	佐匹克隆(Zopiclone)	扎来普隆(Zaleplon)
特殊患者群体	肝功能异常：从 5 mg 剂量开始用药，严重、急性或慢性肝功能不全者禁用 肾功能不全：无需调整剂量 透析：不能清除 孕妇：避免使用 FDA 妊娠分级：C 级 哺乳期妇女：不建议使用 哺乳期用药分级：L3 级 儿童：不应用于 18 岁以下的患者 老人：剂量应减半为 5 mg，每日剂量不得超过 10 mg	肝功能异常：轻度至中度肝损伤患者无需调整剂量；严重肝损患者应慎用，初始剂量为 1 mg，用药剂量不应超过 2 mg 肾功能不全：无需调整剂量 透析：可清除 孕妇：慎用 FDA 妊娠分级：C 级 哺乳期妇女：慎用 哺乳期用药分级：L3 级 儿童：18 岁以下者不推荐服用 老人：入睡困难的老年患者推荐起始剂量为睡前 1 mg，必要时可增加到 2 mg。睡眠维持障碍的老年患者推荐剂量为入睡前 2 mg	肝功能异常：肝脏或呼吸功能损害的患者，推荐剂量为每日 3.75 mg；严重的急性或慢性肝脏功能不全患者禁用 肾功能不全：起始剂量为每日 3.75 mg 透析：可清除 孕妇：不推荐 FDA 妊娠分级：C 级 哺乳期妇女：慎用 哺乳期用药分级：L2 级 儿童：不推荐用于 18 岁以下儿童和青少年 老人：推荐剂量为每日 3.75 mg，经评估必要时可以增加至 7.5 mg	肝功能异常：轻、中度肝功能不全者推荐剂量为每次 5 mg，严重肝功能不全者禁用 肾功能不全：轻、中度肾功能不全者无需调整剂量，严重肾功能不全者禁用 孕妇：禁用 FDA 妊娠分级：C 级 哺乳期妇女：禁用 哺乳期用药分级：L2 级 儿童：禁用 老人：推荐剂量为每晚 5 mg
注意要点	1) 禁用情况：严重呼吸功能不全，睡眠呼吸暂停综合征，严重、急性或慢性肝功能不全(有肝性脑病风险)，肌无力，先天性半乳糖血症、葡萄糖或半乳糖吸收不良综合征或乳糖酶缺乏症 2) 用于入睡困难或睡眠维持障碍者	1) 失代偿的呼吸功能不全、重症肌无力、重症睡眠呼吸暂停综合征患者禁用 2) 用于入睡困难或睡眠维持障碍者	1) 为呼吸功能损害患者开具佐匹克隆处方时，应采取适当的预防措施 2) 不建议用于先天性半乳糖血症、葡萄糖或半乳糖吸收不良综合征或乳糖酶缺乏症患者 3) 用于入睡困难或睡眠维持障碍者	1) 不推荐在高脂肪饮食后立即服用 2) 尽可能用最低剂量 3) 仅用于入睡困难者

药品名称	三唑仑(Triazolam)	艾司唑仑(Estazolam)	阿普唑仑(Alprazolam)
用　　途	用于失眠症的短期治疗		
作用机制	非选择性激动 GABA 受体 A 上不同的 γ 亚基,发挥镇静、催眠、抗焦虑、肌肉松弛和抗惊厥的药理作用		
用法用量	口服,临睡前服用,每次 0.25～0.5 mg,每日 1 次	口服 催眠：每次 1～2 mg,每日 1 次 镇静：每次 1～2 mg,每日 3 次 抗癫痫、抗惊厥：每次 2～4 mg,每日 3 次	口服 镇静催眠：睡前服,每次 0.4～0.8 mg 抗焦虑：每日 3 次,开始每次 0.4 mg,用量按需递增,最大限量每日 4 mg 抗惊恐：每日 3 次,每次 0.4 mg,用量按需递增,每日最大量 10 mg
药代动力学	半衰期：1.5～5.5 h 吸收：2 h 血药浓度达到峰值 分布：血浆蛋白结合率约为 90% 代谢：大部分经肝脏代谢 排泄：经肾脏排泄,仅少量以原型排出	半衰期：10～24 h 吸收：3 h 血药浓度达到峰值 分布：血浆蛋白结合率约为 93% 代谢：经肝脏代谢 排泄：经肾脏排泄	半衰期：成年人 12～15 h,老年人为 19 h 吸收：1～2 h 血药浓度达到峰值 分布：血浆蛋白结合率约为 80% 代谢：经肝脏代谢,产物 α-羟基阿普唑仑有药理活性 排泄：经肾脏排泄

药品名称	三唑仑（Triazolam）	艾司唑仑（Estazolam）	阿普唑仑（Alprazolam）
特殊患者群体	肝功能异常：慎用 肾功能不全：慎用 透析：可少部分清除 孕妇：禁用 FDA 妊娠分级：X 级 哺乳期妇女：避免使用 哺乳期用药分级：L3 级 儿童：安全性和有效性尚不明确，幼儿中枢神经系统对本药异常敏感，慎用 老人：小剂量起始，按需增加剂量	肝功能异常：慎用 肾功能不全：慎用 孕妇：禁用 FDA 妊娠分级：X 级 哺乳期妇女：使用时需停止哺乳 哺乳期用药分级：L3 级 儿童：安全性和有效性尚不明确，慎用 老人：小剂量起始	肝功能异常：慎用 肾功能不全：慎用 透析：清除作用有限 孕妇：避免使用 FDA 妊娠分级：D 级 哺乳期妇女：使用时需停止哺乳 哺乳期用药分级：L3 级 儿童：安全性和有效性尚不明确，慎用 老人：小剂量（0.2 mg）起始
注意要点	1）用药期间不宜饮酒 2）避免长期大量使用而成瘾，如长期使用应逐渐减量，不宜骤停 3）适用于治疗各型不眠症，尤其适用于入睡困难、醒觉频繁和（或）早醒等睡眠障碍者	1）用药期间不宜饮酒 2）避免长期大量使用而成瘾，如长期使用应逐渐减量，不宜骤停 3）长期给药患者应定期检查肝功能、肾功能、血液等指标 4）用于入睡困难或睡眠维持障碍者	1）从事高空作业、精细工作、危险工作者、驾驶员慎用 2）用于入睡困难或睡眠维持障碍者

表 5－10　苯二氮䓬类镇静催眠药和褪黑素类抗抑郁药

药品名称	劳拉西泮(Lorazepam)	地西泮(Diazepam)	氟西泮(Flurazepam)	阿戈美拉汀(Agomelatine)
用　途	用于失眠症的短期治疗			用于改善抑郁障碍相关的失眠
作用机制	非选择性激动 GABA 受体 A 上不同的 γ 亚基,发挥镇静、催眠、抗焦虑、肌肉松弛和抗惊厥的药理作用			激动褪黑素受体(MT1 和 MT2 受体)和拮抗 5-羟色胺 2C 受体,发挥抗抑郁和催眠作用
用法用量	口服 焦虑或压力引起的失眠:每次 2～4 mg,每日 1 次,睡前服用 抗焦虑:起始每日 2～3 mg,分 2～3 次服用,常规剂量 2～6 mg,分次服用,最大剂量每日 10 mg	口服 催眠:每次 5～10 mg,每日 1 次,睡前服用 抗焦虑:每次 2.5～10 mg,每日 2～4 次 镇静:每次 2.5～5 mg,每日 3 次	口服,睡前服用,每次 15～30 mg,每日 1 次	口服,睡前服用,推荐剂量为每次 25 mg,视情况可增加剂量至 50 mg,每日 1 次
药代动力学	半衰期:12 h,主要代谢产物葡萄糖醛酸劳拉西泮约为 18 h 吸收:生物利用度为 90%,约 2 h 血药浓度达到峰值 分布:血浆蛋白结合率约为 85% 代谢:主要经肝脏代谢,在 3－羟基位迅速与葡萄糖醛酸结合形成葡萄糖醛酸盐 排泄:经肾脏排泄	半衰期:20～70 h,去甲地西泮可达 30～100 h 吸收:生物利用度约 76%,0.5～2 h 血药浓度达到峰值 分布:血浆蛋白结合率高达 99% 代谢:主要在肝脏代谢 排泄:经肾脏排泄	半衰期:30～100 h 吸收:0.5～1 h 血药浓度达到峰值 分布:组织分布广泛,易通过血脑屏障,进入脑组织 代谢:经肝脏代谢 排泄:经肾脏排泄	半衰期:1～2 h 吸收:绝对生物利用度低(口服治疗剂量 5%),服药后 1～2 h 内血药浓度达到峰值 分布:血浆蛋白结合率为 95% 代谢:在肝脏经 CYP1A2(90%)和 CYP2C9/19(10%)代谢 排泄:经肾脏排泄(80%)

药品名称	劳拉西泮(Lorazepam)	地西泮(Diazepam)	氟西泮(Flurazepam)	阿戈美拉汀(Agomelatine)
特殊 患者群体	肝功能异常：严重肝功能不全患者需慎用，应根据患者情况仔细调整用药剂量 肾功能不全：慎用 透析：不易清除 孕妇：避免使用 FDA 妊娠分级：D 级 哺乳期妇女：慎用 哺乳期用药分级：L3 级 儿童：用于 12 岁以下儿童的安全性和有效性尚不明确，不宜使用 老人：初始剂量为每日 1～2 mg，可根据需要及患者的耐受性调整用药剂量	肝功能异常：慎用 肾功能不全：慎用 透析：可清除 孕妇：禁用 FDA 妊娠分级：D 级 哺乳期妇女：避免使用 哺乳期用药分级：L3 级 儿童：<6 个月，禁用；≥6 个月，每次 1～2.5 mg 或按体重 40～200 μg/kg 或按体表面积 1.17～6 mg/m^2，每日 3～4 次，用量根据情况酌量增减，最大剂量 10 mg 老人：用量应酌减	肝功能异常：慎用 肾功能不全：慎用 透析：未查到相关资料 孕妇：慎用 FDA 妊娠分级：C 级 哺乳期妇女：慎用 哺乳期用药分级：L4 级 儿童：15 岁以下儿童的效果和安全性尚未确定，不宜使用 老人：老年或体弱者每次 15 mg	肝功能异常：禁用于乙肝病毒携带者或患者、丙肝病毒携带者或患者、肝功能损害患者或转氨酶升高超过正常上限者 肾功能不全：中、重度肾功能损害者慎用 孕妇：避免使用 FDA 妊娠分级：C 级 哺乳期妇女：用药期间停止哺乳 儿童：不推荐用于 18 岁以下患者 老人：<75 岁患者，不需要调整剂量；≥75 岁患者，不应使用
注意事项	1) 服药期间避免驾车或操作重要机器 2) 用于入睡困难或睡眠维持障碍者	1) 避免长期大量使用而成瘾，如长期使用应逐渐减量，不宜骤停 2) 用于入睡困难或睡眠维持障碍者	1) 服药后应避免立即驾驶车辆、操作机器或高空作业等 2) 用于入睡困难或睡眠维持障碍者	1) 开始治疗前以及整个治疗期间，密切监测肝功能 2) 片剂含乳糖 3) 用于不能耐受其他催眠药物的患者和已经发生药物依赖患者的替代治疗

表 5-11 具有催眠作用的抗抑郁药

通用名	多塞平(Doxepin)	阿米替林(Amitriptyline)	曲唑酮(Trazodone)	米氮平(Mirtazapine)
用 途	用于伴随抑郁、焦虑心境时的失眠,改善睡眠状况			
作用机制	通过特定的抗组胺机制,改善成年和老年慢性失眠患者的睡眠状况	抑制 5-羟色胺和去甲肾上腺素的再摄取,发挥镇静、催眠和抗胆碱作用	特异性抑制 5-羟色胺的再摄取抑制剂,具有镇静、催眠效果	5-羟色胺 2 和 5-羟色胺 3、H1 受体的强拮抗剂,能缓解失眠症状
用法用量	口服 失眠:每日 3～6 mg 抑郁症及焦虑性神经症:开始每日 2～3 次,每次 25 mg,逐渐增加至每日总量 100～250 mg,最高不超过 300 mg	口服 失眠:每日 10～25 mg 抑郁症:开始每日 2～3 次,每次 25 mg,根据病情和耐受情况逐渐增至每日 150～250 mg,最高不超过 300 mg,维持量每日 50～150 mg	口服 失眠:每日 25～150 mg 抑郁症:首次 25～50 mg,睡前服用;次日开始每日 100～150 mg,分次服用,每 3～4 日日剂量可增加 50 mg,门诊患者最高剂量每日不超过 400 mg,住院患者每日剂量不超过 600 mg	口服 失眠:每日 3.75～15 mg 抑郁症:起始剂量为 15 mg 或 30 mg,有效剂量通常为每日 15～45 mg
药代动力学	半衰期:8～12 h 吸收:生物利用度为 13%～45%,血药浓度达到峰值时间为 1.5～4 h 分布:表观分布容积(Vd)9～33 L/kg 代谢:主要在肝脏代谢 排泄:经肾脏排泄	半衰期:31～46 h 吸收:生物利用度为 31%～61%,血药浓度达到峰值时间为 2～5 h 分布:蛋白结合率 82%～96% 代谢:主要在肝脏代谢 排泄:经肾脏排泄	半衰期:5～9 h 吸收:血药浓度达到峰值时间为 1～2 h 分布:血浆蛋白结合率为 85%～95% 代谢:在肝脏代谢,主要经 CYP3A4 代谢,部分由 CYP2D6 和 CYP1A2 代谢 排泄:70%～75% 的代谢物经肾脏排出	半衰期:20～40 h,偶见长达 65 h 吸收:生物利用度约 50%,约 2 h 后血药浓度达到峰值 分布:约 85% 与血浆蛋白结合 代谢:在肝脏经 CYP2D6、CYP1A2 和 CYP3A4 代谢 排泄:通过尿液和粪便排出

通用名	多塞平(Doxepin)	阿米替林(Amitriptyline)	曲唑酮(Trazodone)	米氮平(Mirtazapine)
特殊患者群体	肝功能异常：禁用 肾功能不全：肾功能严重不全者慎用 透析：清除作用有限 孕妇：慎用 FDA 妊娠分级：C 级 哺乳期妇女：慎用 哺乳期用药分级：L5 级 儿童：慎用 老人：治疗抑郁症及焦虑性神经症，从小剂量开始，视病情酌减用量；治疗失眠，剂量减半	肝功能异常：慎用 肾功能不全：肾功能严重不全者慎用 孕妇：慎用 FDA 妊娠分级：C 级 哺乳期妇女：用药期间停止哺乳 哺乳期用药分级：L2 级 儿童：<6 岁禁用，≥6 岁酌情减量 老人：从小剂量开始，酌减用量	肝功能异常：肝功能异常者慎用，肝功能严重受损者禁用 肾功能不全：慎用 孕妇：慎用 FDA 妊娠分级：C 级 哺乳期妇女：慎用 哺乳期用药分级：L2 级 儿童：慎用 老人：小剂量起始	肝功能异常：慎用 肾功能不全：中、重度肾脏损害(CrCl<40 mL/min)者慎用 孕妇：慎用 FDA 妊娠分级：C 级 哺乳期妇女：慎用 哺乳期用药分级：L3 级 儿童：不能用于 18 岁以下患者 老人：慎用
注意事项	1) 肝、肾功能严重不全，前列腺肥大、老年或心血管疾患者慎用，使用期间应监测心电图 2) 临床耐受性良好，无戒断效应 3) 适用于改善成年和老年慢性失眠患者的睡眠状况	1) 不良反应较多，老年患者和心功能不全者慎用 2) 不作为治疗失眠的首选药物 3) 用于入睡困难或睡眠维持障碍者	1) 空腹服用会增加眩晕或轻微头痛的风险 2) 用于治疗失眠和催眠药物停药后的失眠反弹	1) 应避免从事需较好注意力和机动性的操作活动 2) 口服制剂含乳糖 3) 适合睡眠浅表和早醒的失眠患者

（蒋亚男 明 月 徐小英 陈 溪 唐 诗 伊 佳）

第 6 章 骨质疏松症治疗药物

第 *6* 章

骨质疏松症治疗药物

　　骨质疏松症是一种以骨量低下,骨组织微结构损坏,导致骨脆性增加,易发生骨折为特征的全身性骨病。依据病因,骨质疏松症分为原发性和继发性两大类。原发性骨质疏松症包括绝经后骨质疏松症(Ⅰ型)、老年骨质疏松症(Ⅱ型)和特发性骨质疏松症(青少年型)。绝经后骨质疏松症一般发生在女性绝经后 5～10 年内;老年骨质疏松症一般指 70 岁以后发生的骨质疏松;特发性骨质疏松症主要发生在青少年,病因尚未明确。继发性骨质疏松症指由影响骨代谢的疾病、药物或其他明确病因导致的骨质疏松。

　　原发性骨质疏松症的防治措施主要包括基础措施、药物干预和康复治疗。骨健康基本补充剂主要是指钙剂和维生素 D。常用的抗骨质疏松症药物主要包括:① 通过抑制骨吸收发挥作用的双膦酸盐类、降钙素、核因子- κB 受体活化因子配体(receptor activator of nuclear factor-κ B ligand, RANKL)抑制剂如地舒单抗、雌激素、性激素及选择性雌激素受体调节剂类似物(selective estrogen receptor modulators, SERMs);② 通过促进骨形成发挥作用的甲状旁腺激素类似物;③ 促进骨形成和抑制骨吸收双重作用的硬骨抑素单克隆抗体(罗莫佐单抗),可通过抑制硬骨抑素(sclerostin)的活性,拮抗其对骨代谢的负向调节作用,在促进骨形成的同时抑制骨吸收;④ 活性维生素 D 及其类似物主要包括有阿法骨化醇、骨化三醇及艾地骨化醇,此类药物更适用于老年人、肾功能减退及 1α-羟化酶缺乏或减少的患者,具有提高骨密度、减少跌倒、降低骨折风险的作用。

6.1 双膦酸盐类药物

表 6‑1　双膦酸盐类药物

通用名	依替膦酸二钠(Etidronate Disodium)	阿仑膦酸钠(Alendronate Sodium)	唑来膦酸(Zoledronic Acid)
用　途	CFDA 批准治疗绝经后骨质疏松症和增龄性骨质疏松症	NMPA 批准治疗绝经后骨质疏松症和男性骨质疏松症;FDA 还批准治疗 GIOP	NMPA 批准治疗绝经后骨质疏松症和男性骨质疏松症;FDA 还批准治疗 GIOP
作用机制	双膦酸盐类抗骨质疏松症药物,是焦磷酸盐的稳定类似物,其特征为含有 P-C-P 基团,与骨骼羟基磷灰石具有高亲和力,能够特异性结合到骨重建活跃部位,抑制破骨细胞功能,从而抑制骨吸收		
用法用量	口服,每次 0.2 g,每日 2 次	口服,每次 70 mg,每周 1 次;或每次 10 mg,每日 1 次	静脉滴注,每次 5 mg,每年 1 次
药代动力学	半衰期：2 h 吸收：一次口服 20 mg/kg,1 h 后血清中浓度最高吸收率约 6% 分布：在骨及肾脏中浓度最高 代谢：没有证据表明在动物或人体内代谢 排泄：经尿(8%～16%)和粪便(82%～94%)排泄	半衰期：人体内终末半衰期大于 10 年 吸收：予 5～70 mg,平均口服生物利用度女性为 0.64%,男性口服 10 mg 为 0.6% 分布：血浆蛋白结合率约为 78%,分布于软组织,但接着迅速再分布于骨组织 代谢：没有证据表明在动物或人体内代谢 排泄：经尿(约 50%)和粪便(没有或很少量)排泄	半衰期：终末消除半衰期 146 h 吸收：静脉滴注不少于 15 min,静脉滴注结束时血药浓度达到峰值 分布：血浆蛋白结合率为 23%～40% 代谢：不被代谢 排泄：以原型经肾脏排泄(39%±16%以原形在尿中)

通用名	依替膦酸二钠(Etidronate Disodium)	阿仑膦酸钠(Alendronate Sodium)	唑来膦酸(Zoledronic Acid)
特殊患者群体	肝功能异常：无需调整剂量 肾功能不全：CCr<35 mL/min 者禁用 孕妇：禁用 FDA 妊娠分级：C 级 哺乳期妇女：禁用 哺乳期用药分级：L3 级 儿童：慎用 老人：适当减量	肝功能异常：无需调整剂量 肾功能不全：CCr≥35 mL/min，无需调整剂量；CCr<35 mL/min，禁用 孕妇：慎用 FDA 妊娠分级：C 级 哺乳期妇女：慎用 哺乳期用药分级：L3 级 儿童：不宜使用 老人：无需调整剂量	肝功能异常：无需调整剂量 肾功能不全：CCr≥35 mL/min，无需调整剂量；CCr<35 mL/min，禁用 孕妇：禁用 FDA 妊娠分级：D 级 哺乳期妇女：禁用 儿童：不建议使用 老人：无需调整剂量
注意要点	1) 两餐间服用，本药需间断、周期性服药，即服药 2 周，停药 11 周，然后再开始第 2 周期服药，停药期间可补充钙剂及维生素 D 2) 服药 2 h 内，避免食用高钙食品（如牛奶或奶制品）、含矿物质的维生素、抗酸药 3) 若出现皮肤瘙痒、皮疹等过敏症状时应停止用药	1) 药物不良反应有消化道反应、流感样症状、发热、肝损害、低钙血症、肾毒性、颌骨坏死、非典型股骨骨折、心房颤动等 2) 应在早晨进餐或服药前至少 30 min，>200 mL 白开水送服，直立位整片服，不可嚼碎或含服。服药后 30 min 内不要立即躺下或进食，或服用其他药物，以使药物顺利进入胃内，避免食道刺激；不应在睡前或起床前服药；注意监测肾功能 3) 导致排空延迟的食管疾病禁用；胃及十二指肠溃疡、反流性食管炎、食管憩室患者慎用	1) 严重口腔疾病或需要接受牙科手术者，不建议使用 2) 发生颌骨坏死的风险由高到低依次为唑来膦酸、帕米膦酸二钠、阿仑膦酸钠、利塞膦酸钠和伊班膦酸钠 3) 静脉滴注至少 15 min(建议 0.5～1.0 h)，药物使用前应充分水化，对于老年患者和接受利尿剂治疗的患者尤为重要 4) 低钙血症者慎用；严重维生素 D 缺乏者需注意补充足量的维生素 D

注：CFDA，中国食品药品监督管理局(China Food and Drug Administration)；NMPA，国家药品监督管理局(National Medical Products Administration)；GIOP，糖皮质激素诱发的骨质疏松症(glucocorticoid-induced osteoporosis)。

表 6-2 双膦酸盐类骨质疏松治疗药

通用名	利塞膦酸钠（Risedronate Sodium）	伊班膦酸钠（Ibandronate Sodium）	米诺膦酸（Minodronic Acid）
用　途	NMPA 批准预防和治疗绝经后骨质疏松症；FDA 还批准治疗男性骨质疏松症和 GIOP	NMPA 批准治疗绝经后骨质疏松症	NMPA 批准治疗绝经后骨质疏松症
作用机制	双膦酸盐类抗骨质疏松症药物，是焦磷酸盐的稳定类似物，其特征为含有 P-C-P 基团，与骨骼羟基磷灰石具有高亲和力，能够特异性结合到骨重建活跃部位，抑制破骨细胞功能，从而抑制骨吸收		
用法用量	口服，每次 35 mg，每周 1 次，或每次 5 mg，每日 1 次	静脉滴注：每 3 个月 1 次，每次 2 mg，滴注 2 h 以上 口服：每次 150 mg，每月 1 次	口服：每次 1 mg，每日 1 次
药代动力学	半衰期：终末半衰期 480 h 吸收：上消化道迅速吸收，血药浓度达到峰值时间约为服药后 1 h，在一定剂量范围内，吸收呈剂量依赖性。连续用药 57 日内可观察到稳态血浆浓度 分布：血浆蛋白结合率约为 24%，表观分布容积为 6.3 L/kg 代谢：在体内无明显代谢 排泄：经尿和粪便（药物原型）排泄	半衰期：终末半衰期 4.6～15.3 h 吸收：口服 10 mg，约 1.1 h 后血药浓度达到峰值，约为 4.1 ng/mL 分布：血浆蛋白结合率为 86%～87%，表观分布容积至少为 90 L 代谢：不经肝脏代谢，也不抑制肝脏细胞色素 P450 系统，没有证据表明在体内被代谢 排泄：经肾脏排泄	半衰期：终末半衰期 9.7 h 吸收：口服 1 mg，约 1.2 h 后血药浓度达到峰值，约为 0.39 ng/mL 分布：血浆蛋白结合率为 61.2%～61.9% 代谢：未见在人体肝脏和小肠微粒体中有代谢物产生；在人 CYP 基因表达细胞系中，未见对人细胞 P450 有抑制活性 排泄：经尿排泄，排泄率（以原型药物）为 0.28%～0.75%

通用名	利塞膦酸钠（Risedronate Sodium）	伊班膦酸钠（Ibandronate Sodium）	米诺膦酸（Minodronic Acid）
特殊患者群体	肝功能异常：无需调整剂量 肾功能不全：CCr≥30 mL/min，无需调整剂量；CCr<30 mL/min，禁用 孕妇：权衡利弊后使用 FDA 妊娠分级：C 级 哺乳期妇女：停药或停止哺乳 哺乳期用药分级：L3 级 儿童：不建议使用 老人：无需调整剂量	肝功能异常：无需调整剂量 肾功能不全：CCr≥30 mL/min，无需调整剂量；CCr<30 mL/min，不建议用 孕妇：禁用 FDA 妊娠分级：C 级 哺乳期妇女：禁用 哺乳期用药分级：L3 级 儿童：不推荐 18 岁以下患者使用 老人：无需调整剂量	肝功能异常：无需调整剂量 肾功能不全：重度肾功能障碍，慎用 孕妇：禁用 哺乳期妇女：服用时应停止哺乳 儿童：不适用 老人：无需调整剂量，应监测肾功能、血钙等指标
注意要点	1）胃及十二指肠溃疡、反流性食管炎患者慎用 2）应在早晨进餐或服药前至少 30 min，>200 mL 白开水送服，直立位整片服，不可嚼碎或含服。服药后 30 min 内不要立即躺下或进食，或服用其他药物，以使药物顺利进入胃内，避免食道应激。不应在睡前或起床前服药。服药后 2 h 内，避免食用高钙食品（如牛奶或奶制品）以及服用补钙剂或含铝、镁等的抗酸药物 3）患者在首次应用药物后可能出现一过性发热、肌肉和关节疼痛等流感样症状，多数在 1～3 日内缓解，可予非甾体解热镇痛药对症处理	1）静脉应用引起肾毒性，肾功能减退 2）静脉注射剂同唑来膦酸，口服剂同阿仑膦酸钠	1）食管狭窄或贲门失弛缓症、不能站立或端坐至少 30 min 者禁用；对本药任何成分或其他双膦酸盐类药物过敏者禁用 2）注意要点同阿仑膦酸钠

6.2 降钙素、RANKL 抑制剂、硬骨抑素单克隆抗体类药物

表 6 - 3　降钙素、RANKL 抑制剂、硬骨抑素单克隆抗体类药物

通用名	鲑降钙素(Salmon Calcitonin)	依降钙素(Elcatonin)	地舒单抗(Denosumab)	罗莫佐单抗(Romosozumab)
用　途	NMPA 批准用于预防因制动引起的急性骨丢失及创伤后痛性骨质疏松症	NMPA 批准治疗骨质疏松症及骨质疏松引起的疼痛	NMPA 批准用于治疗高骨折风险的绝经后骨质疏松症；FDA 还批准治疗男性骨质疏松症和 GIOP	FDA 和 EMA 批准的适应证为存在骨折高风险的绝经后女性
作用机制	是一种钙调节激素,能抑制破骨细胞的生物活性,减少破骨细胞数量,减少骨量丢失并增加骨量,能有效缓解骨痛		RANKL 抑制剂的单克隆抗体,能够抑制 RANKL 与其受体 RANK 结合,影响破骨细胞的形成、功能和存活,从而降低骨吸收,增加骨密度,改善皮质骨和松质骨的强度	抑制硬骨抑素的活性,拮抗其对骨代谢的负向调节作用,在促进骨形成的同时抑制骨吸收,增加骨密度,降低骨折风险
用法用量	皮下或肌内注射：每次 50 U,每日 1 次;或隔日 1 次,每次 100 U 鼻喷剂喷鼻给药：每日或隔日,单次或分次 100/200 IU	肌内注射,每次 20 U,每周 1 次;或每次 10 U,每周 2 次	皮下注射,在大腿、腹部和上臂,每次 60 mg,每半年 1 次	皮下注射,每次 210 mg,每月 1 次,总疗程为 12 个月

通用名	鲑降钙素(Salmon Calcitonin)	依降钙素(Elcatonin)	地舒单抗(Denosumab)	罗莫佐单抗(Romosozumab)
药代动力学	半衰期：肌内注射 1 h，皮下注射 1.0～1.5 h 吸收：绝对生物利用度约为 70%，1 h 血药浓度达到峰值 分布：血浆蛋白结合率为 30%～40%，表观分布容积为 0.15～0.3 L/kg 代谢：经肾脏代谢 排泄：经肾脏(约 95%)和原型(约 2%)排泄	半衰期：35.4 min(20 U)，41.7 min(10 U) 吸收：注射 20 U 时，21.7 min 后血药浓度达到峰值，约 24.8 pg/mL 分布：多分布于肾、胰、骨及胃，40 U 时，表观分布容积 62.7 L 代谢：经肾脏的微粒体部分代谢 排泄：经尿、粪及呼气排泄	半衰期：25.4 日 吸收：生物利用度为 62%，在第 10 日血药浓度达到峰值，约为 6 μg/mL 代谢：不太可能经肝脏代谢和清除 排泄：与免疫球蛋白清除途径相同，可降解为小肽和单个氨基酸	半衰期：12.8 日 吸收：平均最高峰浓度为 22.2 mcg/mL，平均药时曲线下面积为 389(mcg·d)/mL，达到最大浓度的中位时间为 5 日 分布：表观分布容积约为 3.92 L 代谢：类似于内源性 IgG 的方式降解为小肽和氨基酸 排泄：估计平均表观清除率(CL/F)为 0.38 mL/(hr·kg)
特殊患者群体	肾功能不全：无需调整剂量 孕妇：禁用 FDA 妊娠分级：C 级 哺乳期妇女：禁用 哺乳期用药分级：L3 级 儿童：慎用，FDA 不推荐 老人：无需调整剂量	孕妇：慎用 FDA 妊娠分级：C 级 哺乳期妇女：慎用 哺乳期用药分级：L3 级 儿童：不推荐 老人：应注意给药剂量	肝功能异常：无需调整剂量 肾功能不全：无需调整剂量 孕妇：禁用 FDA 妊娠分级：X 级 哺乳期妇女：慎用 哺乳期用药分级：L4 级 儿童：禁用 老人：无需调整剂量	肾功能不全：无需调整剂量 孕妇：禁用 哺乳期妇女：禁用 儿童：不推荐 老人：在年轻患者和≥65 岁患者之间没有观察到有效性或安全性的总体差异

通用名	鲑降钙素(Salmon Calcitonin)	依降钙素(Elcatonin)	地舒单抗(Denosumab)	罗莫佐单抗(Romosozumab)
注意要点	1) 少数患者使用药物后出现面部潮红、恶心等不良反应,偶有过敏现象,可按照药品说明书的要求确定是否做敏试验 2) 鼻喷剂型具有潜在增加肿瘤风险的可能,连续使用时间一般不超过 3 个月 3) 老年骨质疏松性骨折,中、重度疼痛及骨折围手术期的患者,建议使用降钙素类药物,减轻疼痛,避免快速骨丢失,促进骨折愈合。使用时间不超过 3 个月	1) 少数患者注射药物后可能出现面部潮红、恶心等不良反应 2) 与双膦酸盐类骨吸收抑制剂合用可能出现低钙血症 3) 老年骨质疏松性骨折中、重度疼痛及骨折围手术期的患者,建议使用降钙素类药物,减轻疼痛,避免快速骨丢失,促进骨折愈合。使用时间不超过 3 个月	1) 治疗前、后需补充充足的钙剂和维生素 D,主要不良反应包括低钙血症、齿龈肿痛、牙周感染、深部感染(肺炎、蜂窝织炎等)、皮疹、皮肤瘙痒、肌肉或骨痛等 2) 为短效作用药物,不存在药物假期,一旦停用,需要序贯双膦酸盐类或其他药物,以防止骨密度下降或骨折风险增加 3) 适用于各种状态肾功能不全的患者,且无需调整剂量 4) 老年骨质疏松症患者建议使用 5) 储藏:于 2～8℃冰箱内;一旦取出,不能放置于大于 25℃温度下,且必须在 30 日内使用	1) FDA 黑框警告:该药可能会增加心肌梗死(心脏病发作)、卒中和心血管疾病死亡的风险。不应使用于过去 1 年内有心脏病发作或卒中的患者。对其他具有心血管风险因素的患者,应权衡治疗利弊。如果患者在治疗过程中心脏病发作或卒中,应立即停药 2) 若发生血管性水肿、多形性红斑、皮炎、皮疹和荨麻疹等过敏反应,应立即停药,给予抗过敏治疗 3) 在该药治疗期间,应补充充足的钙剂和维生素 D 4) 建议有脆性骨折史、骨折极高风险或严重的骨质疏松症老年女性患者使用

第 6 章　骨质疏松症治疗药物

99

6.3 雌激素及性激素类药物、选择性雌激素受体调节剂

表 6-4　雌激素及性激素类药物

通用名	雌二醇(Estradiol)	雌二醇/雌二醇地屈孕酮(Complex Packing Estradiol /Estradiol and Dydrogesterone)	戊酸雌二醇/雌二醇环丙孕酮(Complex Packing Estradiol Valerate/Estradiol Valerate and Cyproterone Acetate)
用　途	1) 绝经激素治疗(MHT),单雌激素补充方案,适用于子宫切除的妇女 2) 与孕激素联合,用于补充主要与自然或人工绝经相关的雌激素缺乏	1) 绝经激素治疗,雌、孕激素序贯方案,适用于围绝经期或绝经后有完整子宫且仍保留月经的妇女 2) 用于治疗围绝经期综合征	1) 预防原发性或继发性雌激素缺乏所造成的骨质丢失 2) 雌孕激素联合,用于补充主要与自然或人工绝经相关的雌激素缺乏
作用机制	雌激素水平降低会减弱对破骨细胞的抑制作用,破骨细胞的数量增加、凋亡减少、寿命延长,导致骨吸收功能增强。雌激素补充疗法和雌、孕激素补充疗法,能抑制骨转换,减少骨丢失,降低骨质疏松性椎体、非椎体及髋部骨折的风险		
用法用量	口服,每次 1 mg,每日 1 次,睡前同一时间服用	口服,每次 1 片,每日 1 次,连续序贯方案可选择规格(1/10 或 2/10)共 28 日	口服,每次 1 片,每日 1 次,周期序贯方案可服用 21 日,然后停药 7 日再开始下一个周期
药代动力学	半衰期:12~20 h 吸收:口服绝对生物利用度为口服剂量的 3%~5%,4~9 h 血药浓度达到峰值,约为 15 pg/mL 分布:与血清白蛋白非特异性结合,与性激素结合球蛋白特异性结合;循环中仅 1%~2%作为游离类	1) 雌二醇 半衰期、吸收、分布:内容同"雌二醇" 代谢:广泛代谢,主要代谢产物为结合型和非结合型的雌酮和硫酸雌酮,有雌激素活性,硫酸雌酮可经历肝肠循环 排泄:雌酮和雌二醇在尿中以葡萄糖苷酸形式出现,雌激素可通过乳汁分泌	1) 雌二醇 半衰期、吸收、分布、代谢:内容"同左" 排泄:代谢清除率为 10~30 mL/(min·kg),代谢产物主要以硫酸盐及葡萄糖醛酸化物形式从尿中排出 2) 环丙孕酮 半衰期:双相半衰期各为 0.8 h、2.3 日

通用名	雌二醇(Estradiol)	雌二醇/雌二醇地屈孕酮(Complex Packing Estradiol /Estradiol and Dydrogesterone)	戊酸雌二醇/雌二醇环丙孕酮(Complex Packing Estradiol Valerate/Estradiol Valerate and Cyproterone Acetate)
药代动力学	固醇形式存在,有30%～40%与性激素结合球蛋白结合 代谢:代谢遵循内源性雌二醇的生物转化途径,在肝脏和肝外代谢,包括雌酮、雌三醇、儿茶酚雌激素等,雌酮血清浓度比雌二醇高6～8倍 排泄:代谢清除率为10～30 mL/min·kg,代谢产物经尿与胆汁排泄	2) 地屈孕酮 半衰期:平均终末半衰期5～7 h 吸收:口服0.5 h血药浓度达到峰值 代谢:主要代谢产物为20α-二氢地屈孕酮,在尿中主要以葡萄糖醛酸结合物存在 排泄:平均有总量的63%随尿液排出,72 h内可完全排泄	吸收:口服绝对生物利用度为口服剂量的88% 分布:专一与血清白蛋白非特异性结合,小部分与性激素结合球蛋白(SHBG)及皮质醇结合球蛋白(CBG)结合,SHBG的变化不影响环丙孕酮的药代动力学 代谢:主要代谢产物为15β-羟基衍生物 排泄:血清清除率为3.6 mL/(min·kg),小部分以原型从胆汁排出,大部分以代谢产物形式,按尿液/胆汁3∶7比例排出,半衰期1.9日
特殊患者群体	肝功能异常:无需调整剂量 肾功能不全:无需调整剂量 透析:密切监测 孕妇:禁用 FDA妊娠分级:X级 哺乳期妇女:禁用 儿童:禁用 老人:65岁及65岁以上妇女应个体化	肝功能异常:无需调整剂量 肾功能不全:无需调整剂量 透析:密切监测 孕妇:禁用 FDA妊娠分级:X级 哺乳期妇女:禁用 儿童:禁用 老人:65岁及65岁以上应慎用	肝功能异常:无需调整剂量 肾功能不全:无需调整剂量 透析:密切监测 孕妇:禁用 FDA妊娠分级:X级 哺乳期妇女:禁用 儿童:禁用 老人:65岁及65岁以上妇女应个体化

通用名	雌二醇(Estradiol)	雌二醇/雌二醇地屈孕酮(Complex Packing Estradiol /Estradiol and Dydrogesterone)	戊酸雌二醇/雌二醇环丙孕酮(Complex Packing Estradiol Valerate/Estradiol Valerate and Cyproterone Acetate)
注意要点	1) 严格掌握实施激素治疗的适应证和禁忌证,绝经早期开始使用(60 岁以前或绝经不到 10 年)受益更大;建议使用最低有效剂量,定期进行(每年)安全性评估,特别是乳腺和子宫 2) 药物不良反应如头晕、恶心、腹痛等,继续服药后症状可能会消失,若症状持续,及时就诊 3) 重度高甘油三酯血症患者或重度肝、肾疾病患者禁用。 4) 年龄较大的女性,如 65 岁或 65 岁以上,在使用雌激素治疗时发生老年痴呆的风险增加,务必谨慎	1) 有以下情况时禁用:已知或疑有乳腺癌史、雌激素依赖性恶性肿瘤(如子宫内膜癌)、孕激素依赖性的肿瘤、原因不明的生殖道出血、未治疗的子宫内膜增生过长、既往特发性或现有静脉血栓栓塞(如肺栓塞)、活动性或新近动脉血栓栓塞性疾病(如心绞痛)、急性肝病或有肝病病史者、卟啉症 2) 服药期间如出现不明原因的出血、偏头痛、乳腺异常、消化道症状等应及时就诊 3) 如果忘记服用一次药物,应尽快补服。如果漏服 12 小时,建议不补服,继续服用下一次药物。漏服可能会出现突破性出血或点滴样出血	1) 漏服或停药会出现短暂阴道出血。如患者忘记服药,应在 24 h 内服用,以避免撤退性出血 2) 服药期间避免饮酒,与酒精存在相互作用,快速摄入酒精可以导致血液循环中雌二醇水平的升高 3) 不能用于避孕 4) 用药期间如果出现乳房胀痛、易激怒可能是剂量偏高,及时就医调整剂量 5) 用药期间长时间卧床有增加血栓的风险 6) 服药时间与吃饭无关,建议睡前同一时间服用,避免食用葡萄柚 7) 药物不良反应,如头晕、恶心、腹痛等,继续服药后症状可能会消失,若症状持续,及时就诊 8) 有黄褐斑倾向的患者需注意防晒

注:MHT,绝经激素治疗(menopausal hormonetherapy)。

表 6-5 雌激素及性激素类药物、选择性雌激素受体调节剂

通用名	雌二醇/屈螺酮(Estradiol and Drospirenone)	替勃龙(Tibolone)	雷洛昔芬(Raloxifene)
用 途	1）绝经激素治疗（MHT）：雌、孕激素连续联合方案,适用于绝经后有完整子宫但不保留月经的妇女 2）用于绝经超过 1 年的女性所出现的雌激素缺乏症状的激素替代治疗	1）治疗妇女自然和手术绝经雌激素降低所致的各种症状 2）对于所有患者,应根据对患者的总体风险评估情况决定是否治疗,对于 60 岁以上患者,尚应考虑脑卒中的风险	NMPA 批准的适应证为预防和治疗绝经后骨质疏松症
作用机制	雌激素水平降低会减弱对破骨细胞的抑制作用,破骨细胞的数量增加、凋亡减少、寿命延长,导致骨吸收功能增强。雌激素补充疗法和雌、孕激素补充疗法,能抑制骨转换,减少骨丢失,降低骨质疏松性椎体、非椎体及髋部骨折的风险	替勃龙及其代谢产物通过抑制硫酸酯酶而降低组织中产生的活性性激素水平,能有效地增加骨密度（BMD）和预防更年期骨质疏松,在股骨颈和脊椎中,均有获益	选择性雌激素受体调节剂（SERM）,在骨骼与雌激素受体结合,发挥类雌激素的作用,抑制骨吸收,降低骨转换至女性绝经前水平,减少骨丢失,增加骨密度,降低椎体和非椎体骨折风险
用法用量	口服,每次 1 片,每日 1 次,连续给药	口服,每次 1.25～2.5 mg,每日 1 次,每日同一时间服用	口服,每次 60 mg,每日 1 次,在一日中的任何时候服用且不受进餐的限制
药代动力学	1）雌二醇 半衰期、吸收、分布、代谢、排泄：内容"同雌二醇" 2）屈螺酮	主要代谢产物半衰期：5.8 h 吸收：约 1.1 h 血药浓度达到峰值,约为 1.37 ng/mL 分布：血浆中水平很低,3α-OH-替勃龙的血药峰浓度较高但不会蓄积	半衰期：终末半衰期 27.7 h 吸收：60% 剂量被吸收,进入循环前被大量葡萄糖醛化,绝对生物利用度为 2% 分布：血浆蛋白结合率为 98%～99%,表观分布容积为 2 348 L/kg,分布容积不依赖剂量

通用名	雌二醇/屈螺酮(Estradiol and Drospirenone)	替勃龙(Tibolone)	雷洛昔芬(Raloxifene)
药代动力学	半衰期：平均终末半衰期 35～39 h 吸收：口服生物利用度为 76%～85% 分布：表观分布容积 3.7～4.2 L/kg 代谢：广泛代谢。代谢产物为酸化屈螺酮，以及 4,5-双氢-屈螺酮-3-硫酸酯，无 P450 系统的参与，无药理学活性。还会经 CYP3A4 的催化发生氧化代谢 排泄：微量以原型排出，代谢产物以 1.2～1.4 的比例经粪便和尿液排出	代谢：口服后迅速代谢成 3α-OH-替勃龙和 3β-OH-替勃龙和替勃龙 Δ4-异构体三种化合物，前两个具有雌激素样活性，后一个具有孕激素和雄激素样活性。结合型代谢产物(大多为硫酸盐) 排泄：部分经尿排出，大部分经粪便排出	代谢：经首过代谢为葡萄糖醛基结合物雷洛昔芬-4′-葡糖苷酸，雷洛昔芬-6-葡糖苷酸和雷洛昔芬-6,4′-葡糖苷酸。不通过细胞色素 P450 途径代谢 排泄：主要经粪便排泄，经尿排出少于 6%
特殊患者群体	肝功能异常：轻度或中度，无需调整剂量；重度，禁用 肾功能不全：轻度或中度，无需调整剂量；重度，禁用 孕妇：禁用 FDA 妊娠分级：X 级 哺乳期妇女：禁用 儿童：禁用 老人：65 岁及 65 岁以上妇女应个体化	肝功能异常：禁用 肾功能不全：无需调整剂量 孕妇：禁用 FDA 妊娠分级：X 级 哺乳期妇女：禁用 儿童：不推荐 老人：无需调整剂量	肝功能异常：不能用药或遵医嘱 肾功能不全：轻度或中度，慎用；CCr<35 mL/min，禁用 孕妇：禁用 FDA 妊娠分级：X 级 哺乳期妇女：禁用 哺乳期用药分级：L4 级 儿童：不适用 老人：无需调整剂量

通用名	雌二醇/屈螺酮(Estradiol and Drospirenone)	替勃龙(Tibolone)	雷洛昔芬(Raloxifene)
注意要点	1) 尚未使用雌激素或替换其他连续联合激素治疗制剂的妇女可在任何时候开始使用 2) 使用连续序贯或周期性激素补充治疗的妇女应在完成当前治疗周期后开始使用，治疗应连续进行，中间不要间断 3) 少量液体整片吞服，不受饮食影响，最好在每日同一时间服药 4) 如发生一片药漏服，应尽快补服；如超过24 h，无需额外补服；如果漏服数片药物，可能发生出血 5) 常见不良反应有乳房疼痛、女性生殖道出血和胃肠道及腹部疼痛 6) 不能作为避孕药使用 7) 对于具有多种危险因素或单独危险因素特别严重的妇女应考虑血栓形成的协同风险可能增加	1) 已确诊或怀疑的激素依赖性肿瘤患者,血栓性静脉炎、血栓栓塞形成等心血管病或脑血管病患者,或有上述既往史者,原因不明的阴道出血患者,有严重肝病患者,有胆汁淤积性黄疸病史患者,禁用或立即停药 2) 仅在绝经后症状严重影响生活质量时方可开始使用;宜用于绝经 1 年以上的妇女;如为手术绝经,可立即开始使用 3) 如从其他激素替代疗法改服替勃龙,宜先用孕激素撤退出血后再开始服用,以免因子宫内膜已增厚而引起出血 4) 服用期间,患者对抗凝剂的敏感性增强。长期服用,应定期检查乳房、子宫内膜增生情况和可能出现的男性化体征 5) 可能会使血糖、血脂等指标异常 6) 绝经后女性腰椎骨密度疗效优于雷洛昔芬	1) 少数患者服药期间会出现潮热和下肢痉挛症状,建议绝经 2 年以上女性服用 2) 有静脉血栓栓塞性疾病(深静脉血栓、肺栓塞和视网膜静脉血栓患者)、肝功能异常(如胆汁瘀积症)、不明原因子宫出血以及子宫内膜癌的患者禁用 3) 不增加冠状动脉疾病和卒中风险

6.4 活性维生素 D 及其类似物

表 6-6　活性维生素 D 及其类似物

通用名	阿法骨化醇(Alfacalcidol)	骨化三醇(Calcitriol)	艾地骨化醇(Eldecalcitol)
用　途	用于治疗骨质疏松症等	用于治疗绝经后及老年性骨质疏松症等	用于治疗绝经后骨质疏松症
作用机制	是活性维生素 D 及其类似物,促进小肠黏膜刷状缘对钙的吸收及肾小管重吸收磷,提高血钙、血磷浓度,协同甲状旁腺激素、降钙素,促进旧骨释放磷酸钙,维持及调节血浆钙、磷正常浓度;不需要肾脏 1α-羟化酶羟化即可发挥生理活性,更适用于老年人、肾功能减退及 1α-羟化酶缺乏或减少的患者,可以提高骨密度,减少跌倒,降低骨折风险		
用法用量	口服,每次 0.25~1.0 μg,每日 1 次	口服,每次 0.25 μg,每日 1 次或 2 次	口服,每次 0.50~0.75 μg,每日 1 次
药代动力学	半衰期:3~4 h 吸收:生物利用度接近 100%,血药浓度达到峰值时间为 9 h 左右 代谢:经肝脏内 25-羟化酶代谢成 1α,25-二羟基维生素 D_3 排泄:经肠道排泄(约 45%)	半衰期:5~8 h 吸收:2~6 h 内血药浓度达到峰值 分布:血浆蛋白结合率约为 99.9% 代谢:在肾脏和肝脏中被特定的细胞色素 P450 同工酶 CYP24A1 羟基化和氧化 排泄:发生肠肝循环和经胆汁排泄,代谢产物主要通过粪便排泄	半衰期:53.2 h 吸收:约 3.4 h 血药浓度达到峰值,约为 99.8 pg/mL 分布:血浆蛋白结合率为 94.2%~96.2%,表观分布容积为 10.5 L 代谢:经人的肝微粒体中主要代谢产物为 2 位的脱 3-羟丙氧基物和 3-羟丙氧基的醇氧化物;不被肝脏的 CYP 所代谢(体外) 排泄:未发现原型药及其代谢物从尿液排泄

通用名	阿法骨化醇(Alfacalcidol)	骨化三醇(Calcitriol)	艾地骨化醇(Eldecalcitol)
特殊患者群体	肝功能异常：慎用 肾功能不全：无需调整剂量，肾结石患者慎用 透析：不能清除 孕妇：谨慎使用，非必要不使用 哺乳期妇女：避免用药，用药时停止哺乳 儿童：慎用 老人：因高龄者的生理功能低下，要注意服用量	肾功能不全：无需调整剂量 透析：不能清除 孕妇：仅当潜在获益大于对胎儿的潜在风险时，才可在妊娠期间使用 FDA 妊娠分级：C 级 哺乳期妇女：如果监测母亲和婴儿血钙浓度，母亲在服用期间可以哺乳 哺乳期用药分级：L3 级 儿童：低钙血症每日 $0.25\sim0.5\,\mu g$，分 2 次口服 老人：使用时加强监测血钙和血肌酐浓度	肝功能异常：据症状适当减量 肾功能不全：无需调整剂量 透析：不能清除 孕妇：禁用 哺乳期妇女：禁用 儿童：不推荐 老人：由于老年人生理功能低下，建议监测血钙、血肌酐及状态等，谨慎给药
注意要点	1) 高钙血症患者禁用。治疗期间注意监测血、尿钙，特别是同时补充钙剂者。过量给予会引起高钙血症，在某些情况下还会引起高钙血尿，因此在治疗早期调整剂量时，应每周测定两次血钙水平 2) 肾结石患者慎用。肾功能正常的患者服用时应避免脱水，应保持足够的液体摄入 3) 治疗剂量应以尽可能低的剂量开始，在没有仔细监测血清钙的情况下，不应增加剂量。应估计每日饮食中钙的摄入量，并在必要时调整摄入量		

第 6 章　骨质疏松症治疗药物

6.5　甲状旁腺激素类似物、维生素 K_2 类、锶盐类药物

表 6－7　甲状旁腺激素类似物、维生素 K_2 类、锶盐类药物

通用名	特立帕肽（Teriparatide）	四烯甲萘醌（Menatetrenone）	雷奈酸锶（Strontium Ranelate）
用　途	1）NMPA 批准用于治疗骨折高风险的绝经后骨质疏松症；国外还批准用于治疗骨折高风险的男性骨质疏松症以及 GIOP 2）目前唯一可用的促骨形成药物	1）NMPA 批准的适应证为提高骨质疏松症患者的骨量 2）四烯甲萘醌具有凝血作用	CFDA 批准用于治疗绝经后骨质疏松症
作用机制	是甲状旁腺激素类似物，小剂量能刺激成骨细胞活性，促进骨形成，增加骨密度，改善骨质量，降低椎体和非椎体骨折的发生风险	维生素 K_2，在 γ-羧基谷氨酸形成中起重要作用，可增加血钙沉积入骨，并转化为骨钙；促进骨形成，提高骨量，并有一定的抑制骨吸收的作用	锶可同时作用于成骨细胞和破骨细胞，具有抑制骨吸收和促进骨形成的双重作用，能显著提高骨密度，改善骨微结构，降低发生椎体和非椎体骨折的风险
用法用量	皮下注射，每次 20 μg，每日 1 次	口服，每次 15 mg，每日 3 次	口服，每次 2 g，每日 1 次，睡前或进食 2 h 后服用
药代动力学	半衰期：1 h 吸收：生物利用度约为 95％，约 30 min 后达到血药浓度峰值 分布：表观分布容积约为 1.7 L/kg 代谢：经肝脏消除且可在肝外清除，外周代谢主要是在肝脏和肾脏中	吸收：血药平均浓度经 1 h 左右的迟滞后开始升高，6 h 达到峰值 分布：可分布于脂肪	半衰期：60 h 吸收：生物利用度约为 25％，3～5 h 达血药浓度峰值 分布：血浆蛋白结合率约为 25％，与骨组织有高亲和力 代谢：无代谢，不抑制细胞色素 P450 排泄：经肾脏与胃肠道途径排泄

通用名	特立帕肽(Teriparatide)	四烯甲萘醌(Menatetrenone)	雷奈酸锶(Strontium Ranelate)
特殊患者群体	肝功能异常：应在医生指导下慎用 肾功能不全：中度肾功能不全，慎用；CCr<35 mL/min，禁用 孕妇：禁用 FDA 妊娠分级：C 级 哺乳期妇女：禁用 哺乳期用药分级：L3 级 儿童：不适用于骨骺未闭合的儿童和青年患者 老人：无需根据年龄调整剂量	孕妇：不推荐 哺乳期妇女：不推荐 儿童：不推荐 老人：因老年人长期使用的情况居多，所以在用药过程中应密切观察患者的状态	肝功能异常：无需调整剂量 肾功能不全：CCr≥30 mL/min，无需调整剂量；CCr<30 mL/min，禁用 孕妇：禁用 哺乳期妇女：禁用 儿童：不推荐 老人：无需进行剂量调整或特殊监护
注意要点	1) 少数患者注射后，血钙水平一过性轻度升高，多在 16～24 h 内回到基线水平；用药期间应监测血钙水平，防止高钙血症的发生；疗程不超过 24 个月 2) 禁用于畸形性骨炎、有骨骼疾病放射治疗史、肿瘤骨转移及合并高钙血症者，18 岁以下的青少年和骨骺未闭合的青少年 3) 目前我国特立帕肽疗程仍限制在 24 个月，停药后建议序贯骨吸收抑制剂治疗以维持或增加骨密度，持续降低骨折发生风险 4) 适合有椎体骨折史的老年女性骨质疏松症患者使用	1) 主要不良反应包括胃部不适、腹痛、皮肤瘙痒、水肿和转氨酶轻度升高 2) 系脂溶性制剂，空腹服用时吸收较差，必须让患者饭后服用，且饮食中脂肪含量较少时，吸收率也会降低 3) 禁与华法林合用 4) 对骨折的患者，可以促进骨痂形成，促进骨愈合，改善骨质量，有效降低新发骨折风险，且安全性较好 5) 长期使用维生素 K_2 不影响凝血功能，对老年肾功能低下患者没有禁忌 6) 临床上用有骨质疏松症的骨量和疼痛的改善 7) 老年人钙质的流失导致骨质疏松亦可使用	1) 可能出现头痛、恶心、腹泻、皮炎、湿疹 2) 与食物和含有钙的药品应至少间隔 2 h 服用；具有静脉血栓高危因素或有其既往史的患者，慎用 3) 禁用于伴有缺血性心脏病、外周血管病和(或)脑血管疾病、高血压未控制的患者 4) 含有苯丙氨酸的原料，可能对高苯丙氨酸血症的人群有害

（聂颖杰　常德玉　陈　萍　杨胜岩）

第 *7* 章

高尿酸血症和痛风治疗药物

高尿酸血症是嘌呤代谢紊乱引起的代谢异常综合征。无论男性还是女性,非同日 2 次血尿酸水平超过 420 pmol/L,称之为高尿酸血症。血尿酸超过其在血液或组织液中的饱和度可在关节局部形成尿酸钠晶体并沉积,诱发局部炎症反应和组织破坏,即痛风。许多证据表明,高尿酸血症和痛风是慢性肾病、高血压、心脑血管疾病及糖尿病等疾病的独立危险因素,是过早死亡的独立预测因子。

目前临床常用的治疗高尿酸血症的药物包括:① 抑制尿酸合成的药物-黄嘌呤氧化酶抑制剂,包括别嘌醇及非布司他;② 促进尿酸排泄的药物,包括苯溴马隆、丙磺舒,其可抑制尿酸盐在肾小管的主动再吸收,增加尿酸盐的排泄,从而降低血中尿酸盐的浓度,可缓解或防止尿酸盐结晶的生成,减少关节的损伤,亦可促进已形成的尿酸盐结晶的溶解;③ 分解尿酸药物,主要为拉布立海,是一种人工合成的尿酸氧化酶,通过迅速将循环系统中的尿酸分解成尿囊素来降低血液中的尿酸水平;④ 碱化尿液、控制痛风急性发作,包括碳酸氢钠、枸橼酸氢钾钠,可通过碱化尿液促进尿酸盐溶解和从尿液排出。

对于痛风急性发作期,常用秋水仙碱、非甾体抗炎药、糖皮质激素进行抗炎镇痛治疗(非甾体抗炎药、糖皮质激素类药物见第 5 章)。

7.1 抑制尿酸合成药物

表 7-1 抑制尿酸合成药物

药品名称	别嘌醇(Allopurinol)	非布司他(Febuxostat)
用 途	用于高尿酸血症患者的长期降尿酸治疗	
作用机制	能抑制黄嘌呤氧化酶,阻止次黄嘌呤和黄嘌呤代谢为尿酸,从而减少尿酸的生成	

药品名称	别嘌醇（Allopurinol）	非布司他（Febuxostat）
用法用量	口服，餐后服用 普通制剂：每次 50 mg，每日 1～2 次，每周可递增 50～100 mg，至每日 200～300 mg，分 2～3 次服，最大日剂量 600 mg 缓释制剂：每次 250 mg，每日 1 次	口服，每次 20 mg，每日 1 次，4 周后根据血尿酸值逐渐增加用量，每次增量 20 mg，每日最大剂量为 80 mg
药代动力学	半衰期：1～3 h，氧嘌呤醇 14～28 h 吸收：2～6 h 血药浓度达到峰值 分布：不与血浆蛋白结合 代谢：经肝脏代谢，约有 70% 代谢为有活性的氧嘌呤醇 排泄：经肾脏排泄	半衰期：5～8 h 吸收：1～1.5 h 血药浓度达到峰值 分布：血浆蛋白结合率约为 99.2% 代谢：经尿苷二磷酸葡萄糖醛酸转移酶（UGT）介导的结合作用和细胞色素 P450（CYP）和非 CYP 介导的氧化作用广泛代谢 排泄：约 49% 通过尿液排泄，约 45% 通过粪便排泄
特殊患者群体	肝功能异常：肝功能损害者慎用，需减量使用；严重肝功能不全者，禁用 肾功能不全：eGFR＜60 mL/(min·1.73 m^2)，推荐剂量每日 50～100 mg；eGFR＜15 mL/(min·1.73 m^2)，禁用 透析：可清除 孕妇：禁用 FDA 妊娠分级：C 级 哺乳期妇女：禁用 哺乳期用药分级：L2 级 儿童：6 岁以内，每次 50 mg，每日 1～3 次；6～10 岁，每次 100 mg，每日 1～3 次 老人：减量	肝功能异常：重度肝功能不全者应慎用 肾功能不全：对于 CKD4 期及以上患者，建议起始剂量为每次 20 mg，每日 1 次 透析：不能清除 孕妇：权衡利弊使用 FDA 妊娠分级：C 级 哺乳期妇女：给药期间应停止哺乳 哺乳期用药分级：L3 级 儿童：现有资料尚未确定非布司他治疗儿童的安全性和有效性，不建议儿童使用 老人：无需调整剂量

第 7 章　高尿酸血症和痛风治疗药物

药品名称	别嘌醇(Allopurinol)	非布司他(Febuxostat)
注意要点	1)密切监测别嘌呤醇的超敏反应,推荐治疗前进行 HLA-B * 5801 基因筛查,阳性者禁用 2)严重不良反应与所用剂量相关,尽量使用最小有效剂量 3)适合尿酸合成增多的患者	1)不推荐用于尿酸盐大量升高的患者(如恶性疾病、Lesch-Nyhan 综合征) 2)较别嘌醇更易发生心血管血栓事件,应对心肌梗死及卒中的体征和症状进行监测 3)适合尿酸合成增多的患者

7.2 促进尿酸排泄药物、分解尿酸药物

表 7 - 2 促进尿酸排泄药物、分解尿酸药物

药品名称	苯溴马隆(Benzbromarone)	丙磺舒(Probenecid)	拉布立海(Rasburicase)
用途	用于高尿酸血症患者的长期降尿酸治疗		用于儿童白血病、淋巴瘤患者的降尿酸治疗
作用机制	通过抑制肾小管对尿酸的重吸收,从而降低血中尿酸浓度		通过催化尿酸氧化为水溶性好的尿囊素,从而降低血中尿酸浓度
用法用量	口服,早餐后服用。每次 50 mg,每日 1 次,或每日 100 mg,待血尿酸降至正常范围时改为每日 50 mg,或遵医嘱	口服,每次 0.25 g,每日 2 次,1 周后可增至每次 0.5 g,每日 2 次,原则上以最小有效量维持	静脉滴注,每次 0.20 mg/kg,每日 1 次,稀释后静脉输注 30 min 给药,连续给药 5 日。不推荐用药超过 5 日或给药超过 1 个疗程
药代动力学	半衰期:12～13 h 吸收:2～3 h 血药浓度达到峰值 代谢:经肝脏代谢 排泄:6%经尿、27%经粪便和 49%经胆汁排泄	半衰期:口服 0.5 g 时 3～8 h,口服 2 g 时 6～12 h 吸收:成人 2～4 h,儿童 3～9 h 血药浓度达到峰值 分布:血浆蛋白结合率为 65%～90% 代谢:经肝脏代谢,代谢物均具有促尿酸排泄的活性 排泄:主要经肾脏排泄	半衰期:15.7～22.5 h 吸收:2～3 日血药浓度达到峰值 代谢:经肝脏水解代谢 排泄:主要经肾脏排泄

药品名称	苯溴马隆(Benzbromarone)	丙磺舒(Probenecid)	拉布立海(Rasburicase)
特殊患者群体	肝功能异常：慎用 肾功能不全：严重肾功能损害者及有肾结石的患者禁用 孕妇：禁用 哺乳期妇女：禁用 儿童：不推荐儿童使用 老人：减量	肝功能异常：不宜使用 肾功能不全：重度肾功能不全者禁用 孕妇：禁用 FDA 妊娠分级：B 级 哺乳期妇女：禁用 哺乳期用药分级：L2 级 儿童：2 岁以下儿童禁用 老人：减量	肝功能异常：无需调整剂量 肾功能不全：无需调整剂量 孕妇：慎用 哺乳期妇女：禁用 儿童：无需调整剂量，推荐剂量为每日 0.20 mg/kg 老人：无需调整剂量
注意要点	1）治疗初期饮水量不得少于 1.5～2 L，以增加尿量，为促进尿液碱化，可酌情给予碳酸氢钠或枸橼酸合剂，使患者尿液 pH 值调节为 6.2～6.8 2）适合尿酸排泄不良的患者	1）与磺胺类药物存在交叉过敏反应 2）治疗初期保持摄入足量水分(每日约 2 500 mL)，防止肾结石，必要时碱化尿液 3）适合尿酸排泄不良的患者	1）与其他蛋白一样，可能会在人体内引起过敏反应 2）葡萄糖-6-磷酸脱氢酶缺乏症的患者可引起溶血，需禁用 3）可引起高铁血红蛋白血症，禁用于高铁血红蛋白血症患者 4）适合白血病、淋巴瘤等继发性高尿酸患者

7.3 碱化尿液、控制痛风急性发作药物

表 7-3 碱化尿液、控制痛风急性发作药物

药品名称	碳酸氢钠(Sodium Bicarbonate)	枸橼酸氢钾钠 (Potassium Sodium Hydrogen Citrate)	秋水仙碱(Colchicie)
用　　途	用于高尿酸血症患者的长期降尿酸治疗		用于痛风急性发作的抗炎镇痛治疗
作用机制	碱化尿液,使尿酸不易在尿中形成结晶或聚集		控制关节局部的疼痛、肿胀及炎症反应
用法用量	口服,与其他药物间隔一定时间服用,每次 0.5～1 g,每日 3 次	口服,餐后服用,每日 10 g,早晨、中午各 2.5 g,晚上 5 g	口服 急性期:每 1～2 h 服 0.5～1 mg,直至关节症状缓解,或出现腹泻或呕吐,一般治疗量为 3～5 mg,24 h 内不宜超过 6 mg 预防:每日 0.5～1 mg,分次服用
药代动力学	排泄:以碳酸氢根形式由肾脏排泄,也可以 CO_2 形式由肺排出体外	排泄:服用 1 日后,与之当量相同的钠和钾在 24～48 h 内定量经肾脏排泄	半衰期:26.6～31.2 h 吸收:1～2 h 血药浓度达到峰值 分布:血浆蛋白结合率低,仅为 10%～34% 代谢:经肝脏代谢 排泄:经胆汁及肾脏(10%～20%)排出

药品名称	碳酸氢钠(Sodium Bicarbonate)	枸橼酸氢钾钠 (Potassium Sodium Hydrogen Citrate)	秋水仙碱(Colchicie)
特殊患者群体	肝功能异常：慎用 肾功能不全：慎用 孕妇：慎用 FDA 妊娠分级：C 级 哺乳期妇女：可经乳汁分泌，对婴儿的影响尚不明确 儿童：碱化尿液，每日 1～10 mmol/kg 老人：减量	肝功能异常：禁用 肾功能不全：肾排泄功能受损者禁用 孕妇：现有资料尚未记载妊娠期服用枸橼酸氢钾钠存在不良反应，建议谨慎使用 哺乳期妇女：现有资料尚未记载哺乳期服用枸橼酸氢钾钠存在不良反应，建议谨慎使用 儿童：不推荐 12 岁以下儿童使用 老人：尚不明确，可能导致高钾血症	肝功能异常：慎用 肾功能不全：eGFR≥10 mL/(min・1.73 m²)时，无需调整剂量；eGFR＜10 mL/(min・1.73 m²)时，减量 50% 透析：不能清除 孕妇：禁用 FDA 妊娠分级：C 级 哺乳期妇女：禁用 哺乳期用药分级：L3 级 儿童：现有资料尚未记载秋水仙碱治疗儿童的安全性和有效性，不建议儿童使用 老人：减量
注意要点	1) 对诊断的干扰：对胃酸分泌试验或血、尿 pH 测定结果有明显影响 2) 在碱化尿液过程中，血中碳酸氢根浓度应维持在 22～26 mmol/L 3) 适合慢性肾功能不全合并代谢性酸中毒患者	1) 与含铝的药物合用会增加铝的吸收，如果必须使用这两种药物，两种药物的给药时间间隔至少需要 2 h 2) 适合尿酸性结石患者	1) 骨髓造血功能不全，严重心脏病及胃肠道疾病患者慎用 2) 育龄妇女或其配偶在开始治疗前 3 个月、治疗期间及停药后 3 个月内应采取有效避孕措施 3) 推荐在痛风发作 12 h 内尽早使用 4) 适合痛风急性发作患者

（黄文辉　陈燕红　顾艳艳　徐德铎）

第 8 章

高脂血症治疗药物

血脂异常通常指血清中胆固醇和(或)甘油三酯水平升高,俗称高脂血症。实际上血脂异常也泛指包括低、高密度脂蛋白胆固醇血症在内的各种血脂异常。按照病因学分类可分为原发性(遗传性)血脂异常和继发性(获得性)血脂异常。原发性血脂异常是指无明确可引起血脂异常的继发因素如疾病、药物等所致的血脂异常。继发性血脂异常通常指由导致血清脂质和脂蛋白代谢改变的潜在的系统性疾病、代谢状态改变、不健康饮食以及某些药物引起的血脂异常。

临床上选用的降脂药物有许多种类,根据其作用分为主要降低胆固醇的药物和主要降低甘油三酯的药物。主要降低胆固醇的药物作用机制是抑制肝细胞内胆固醇的合成和(或)增加肝细胞低密度脂蛋白胆固醇,或减少肠道内胆固醇吸收,或加速低密度脂蛋白分解代谢,包括羟甲基戊二酰辅酶 A(3-hydroxy-3-methylglutary coenzyme A,HMG-CoA)还原酶抑制剂(目前国内临床上有洛伐他汀、辛伐他汀、普伐他汀、氟伐他汀、阿托伐他汀、瑞舒伐他汀和匹伐他汀)、抗氧化剂、胆固醇吸收抑制剂、前蛋白转化酶枯草溶菌素 9(proprotein convertase subtilisin/Kexin 9,PCSK9)抑制剂、小干扰核酸、胆酸螯合剂及其他降脂药(脂必泰、多廿烷醇)等。主要降低甘油三酯的药物包括氯贝丁酯类药物(非诺贝特、苯扎贝特、吉非贝齐)、高纯度 ω-3 脂肪酸及烟酸类药物。

8.1　羟甲基戊二酰辅酶 A 还原酶抑制剂、抗氧化剂及选择性胆固醇吸收抑制剂

表 8-1　羟甲基戊二酰辅酶 A 还原酶抑制剂

药品名	辛伐他汀(Simvastatin)	氟伐他汀(Fluvastatin)	匹伐他汀(Pitavastatin)	洛伐他汀(Lovastatin)
用　　途	用于高脂血症及冠心病合并高胆固醇血症患者的治疗	用于饮食未能完全控制的原发性高胆固醇血症和原发性混合型血脂异常	用于高胆固醇血症的治疗	用于高胆固醇血症和混合型高脂血症的治疗

药品名	辛伐他汀(Simvastatin)	氟伐他汀(Fluvastatin)	匹伐他汀(Pitavastatin)	洛伐他汀(Lovastatin)
作用机制	HMG-CoA 还原酶的选择性、竞争性抑制药,通过抑制肝脏内 HMG-CoA 还原酶和胆固醇的合成,从而降低血浆中 LDL-C 和血清脂蛋白浓度			
用法用量	口服,起始剂量为每次 10～20 mg,每日 1 次;中等强度调脂剂量,每日 20～40 mg,晚间 1 次服用	口服,起始剂量为每次 20～40 mg,每日 1 次;中等强度调脂剂量,每日 80 mg,晚餐时或睡前吞服	口服,起始剂量为每次 1～2 mg,每日 1 次;中等强度调脂剂量,每日 2～4 mg,晚饭后服用	口服,起始剂量为每次 10～20 mg,每日 1 次;中等强度调脂剂量,每日 40 mg,晚餐时服用
药代动力学	半衰期:3 h 吸收:大部分在肝脏进行广泛的首过吸收,口服生物利用度约 5%。4 h 血药浓度达到峰值,以后迅速降低 分布:大部分在肝脏被首过摄取,血浆蛋白结合率约为 95% 代谢:经肝脏代谢,原药无活性,代谢物有活性 排泄:主要经胆汁排泄。60% 经胆汁随粪便排出,13%随尿液排出	半衰期:普通制剂 1.2 h,缓释制剂 9 h 吸收:吸收迅速,完全(98%),在 1 h 内血药浓度达到峰值,绝对生物利用度为 24% 分布:表观分布容积为 330 L。超过 98%的循环药物与血浆蛋白结合 代谢:主要在肝脏中代谢。羟化的代谢产物有药理学活性,但不进入全身血液循环。生物转化通过多种细胞色素 P450(CYP)的替代途径完成,使抑制细胞色素 P450 对氟伐他汀的代谢影响很少 排泄:主要通过粪便排泄(93%),5%随尿液排出	半衰期:11 h 吸收:吸收迅速,在 1 h 左右血药浓度达到峰值,生物利用度>80% 分布:餐前餐后给药对 AUC 无明显差异。血浆蛋白结合率约为 96% 代谢:不通过肝脏代谢。在体内通过环化为酯体、侧链的 β 氧化、喹啉环的羟基化和葡萄糖醛酸或氨基乙磺酸内聚化等方法进行代谢 排泄:主要通过粪便排泄(98%),2%随尿液排出	半衰期:3 h 吸收:口服吸收良好,但在空腹时吸收减少 30%。生物利用度 30% 分布:血浆蛋白结合率约为 95% 代谢:在肝内广泛首过代谢,水解为多种代谢产物,包括以 β-羟酸为主的 3 种活性代谢产物 排泄:主要通过粪便排泄(83%),10%随尿液排出

药品名	辛伐他汀(Simvastatin)	氟伐他汀(Fluvastatin)	匹伐他汀(Pitavastatin)	洛伐他汀(Lovastatin)
特殊患者群体	肝功能异常：大量饮酒和(或)有肝病史者，慎用；活动性肝炎或无法解释的持续血清转氨酶升高者，禁用 肾功能不全：eGFR≥30 mL/(min·1.73 m²)，不需调整剂量；eGFR<30 mL/(min·1.73 m²)，慎用 透析：不能清除 孕妇：禁用 FDA 妊娠分级：D 级 哺乳期妇女：禁用 哺乳期用药分级：L3 级 儿童：不推荐儿童服用 老人：无需调整剂量	肝功能异常：谷丙转氨酶或谷草转氨酶升高大于正常上限的 3 倍或以上应停药；慎用于有肝脏疾病或大量饮酒的患者 肾功能不全：eGFR≥30 mL/(min·1.73 m²)，不需调整剂量；eGFR<30 mL/(min·1.73 m²)，禁用 透析：不能清除 孕妇：禁用 FDA 妊娠分级：X 级 哺乳期妇女：禁用 哺乳期用药分级：L3 级 儿童：仅对 9~16 岁杂合子家族性高胆固醇血症的患者进行了研究，建议起始剂量为每日 20 mg。可在 6 周内逐渐调整到最大量(每日 80 mg)。应根据治疗目标使用个体化剂量 老人：无需调整剂量	肝功能异常：禁用于活动性肝病患者 肾功能异常：中度和重度肾功能损害患者推荐起始剂量 1 mg，每日 1 次，最大推荐剂量 2 mg，每日 1 次 透析：不能清除 孕妇：禁用 FDA 妊娠分级：X 级 哺乳期妇女：禁用 儿童：不推荐 老人：无需调整剂量	肝功能异常：血氨基转移酶可能增高，有肝病史者服用应定期监测肝功能 肾功能异常：肾功能不全时，剂量应减少 透析：不能清除 孕妇：不推荐使用 FDA 妊娠分级：X 级 哺乳期妇女：不推荐使用 哺乳期用药分级：L3 级 儿童：不推荐 老人：依据肾功能调整剂量
注意要点	如肝转氨酶升高小于 3 倍正常值上限(upper limit of normal, ULN)，肌酸激酶小于 5 倍 ULN，应将血脂药物减量，2 周后复查；如转氨酶升高大于 3 倍 ULN，肌酸激酶大于 5 倍 ULN，需立即停药，换用无相似不良反应的调脂药物。不同种类、不同剂量的他汀类药物降 LDL-C 幅度见附表 2			

附表 2　不同种类、不同剂量的他汀类药物降 LDL-C 幅度

阿托伐他汀	氟伐他汀	匹伐他汀	洛伐他汀	普伐他汀	瑞舒伐他汀	辛伐他汀	LDL-C 降幅(%)
	40 mg	1 mg	20 mg	20 mg		10 mg	30
10 mg	80 mg	2 mg	40 mg 或 80 mg	40 mg		20 mg	38
20 mg		4 mg	80 mg	80 mg	5 mg	40 mg	41
40 mg					10 mg	80 mg	47
80 mg					20 mg		55

表 8-2　羟甲基戊二酰辅酶 A 还原酶抑制剂、抗氧化剂及选择性胆固醇吸收抑制剂

药品名	阿托伐他汀(Atorvastatin)	瑞舒伐他汀(Rosuvastatin)	普罗布考(Probucol)	依折麦布(Ezetimibe)
用　　途	用于高胆固醇血症及冠心病或冠心病等危症合并高胆固醇血症或混合型血脂异常的治疗	用于饮食控制和其他非药物治疗仍不能适当控制血脂异常的原发性高胆固醇血症或混合型血脂异常症的治疗	用于高胆固醇血症的治疗	用于原发性高胆固醇血症的治疗
用法用量	口服,起始剂量,每次 10 mg,每日 1 次;中等强度调脂剂量,每次 10～20 mg,每日 1 次;高强度调脂剂量,每次 40 mg,每日 1 次,每日最大剂量为 80 mg	口服,起始和中等强度剂量,每次 5～10 mg,每日 1 次,每日最大剂量为 20 mg	口服,成人常用量,每次 0.5 g,每日 2 次,早、晚餐时服用	口服,每次 10 mg,每日 1 次

药品名	阿托伐他汀(Atorvastatin)	瑞舒伐他汀(Rosuvastatin)	普罗布考(Probucol)	依折麦布(Ezetimibe)
作用机制	HMG-CoA 还原酶的选择性、竞争性抑制药,通过抑制肝脏内 HMG-CoA 还原酶和胆固醇的合成,从而降低血浆中胆固醇和血清脂蛋白浓度		抗氧化剂,影响脂蛋白代谢	选择性胆固醇吸收抑制剂,通过抑制肠道胆固醇的吸收,起到减少血液中胆固醇水平的作用
药代动力学	半衰期:14 h 吸收:吸收迅速,1～2 h 内血药浓度达到峰值,生物利用度 14% 分布:表观分布容积约为 381 L。血浆蛋白结合率>98% 代谢:在肝脏由细胞色素 P450 3A4 代谢成邻位和对位羟基的衍生物及其他 β 氧化产物,原药、代谢物均有活性 排泄:经胆汁清除,无明显的肠肝再循环。98%经粪便排出,2%经尿液排泄	半衰期:19 h 吸收:口服 5 h 后血药浓度达到峰值。绝对生物利用度为 20% 分布:被肝脏大量摄取,表观分布容积约为 134 L。血浆蛋白结合率(主要是白蛋白)为 88%～90% 代谢:发生有限的代谢(约 10%),由 CYP2C9 代谢为 N 位去甲基代谢物(活性比瑞舒伐他汀低 50%)和内酯代谢物(无活性) 排泄:90%以原型随粪便排出,其余 10%通过尿液排出	半衰期:52～60 h 吸收:口服后 18 h 血药浓度达到峰值 排泄:84%从粪便排出,1%～2%从尿中排出,粪便中以原型为主,尿中以代谢产物为主	半衰期:22 h 吸收:口服后迅速吸收,并广泛结合成具药理活性的酚化葡萄糖苷酸(依折麦布-葡萄糖苷酸),在服药后 1～2 h 内血药浓度达到峰值,而依折麦布则在 4～12 h 血药浓度达到峰值 分布:依折麦布及依折麦布-葡萄糖苷酸结合物与血浆蛋白结合率分别为 99.7%及 88%～92% 代谢:在小肠和肝脏与葡萄糖苷酸结合(Ⅱ相反应),血浆中依折麦布和依折麦布-葡萄糖苷酸结合物的清除较为缓慢,提示有明显肠肝循环 排泄:由胆汁及肾脏排出

药品名	阿托伐他汀(Atorvastatin)	瑞舒伐他汀(Rosuvastatin)	普罗布考(Probucol)	依折麦布(Ezetimibe)
特殊患者群体	肝功能异常：应慎用于过量饮酒和(或)曾有肝脏疾病史患者；禁用于活动性肝病患者或不明原因的肝脏转氨酶水平持续升高 肾功能不全：无需调整剂量 透析：不能清除 孕妇：禁用 FDA 妊娠分级：X 级 哺乳期妇女：禁用 哺乳期用药分级：L3 级 儿童：在儿童/青少年的治疗经验仅限于少数(10～17岁)杂合子型家族性高脂血症 老人：慎用	肝功能异常：过量饮酒和(或)有肝病史者应慎用。若血清转氨酶升高超过正常值上限 3 倍，应停用或降低剂量 肾功能不全：eGFR≥60 mL/(min·1.73 m^2)，无需调整剂量；30 mL/(min·1.73 m^2)≤eGFR<60 mL/(min·1.73 m^2)，减量(初始剂量为每次5 mg，每日 1 次；最大日剂量为 10 mg)；eGFR<30 mL/(min·1.73 m^2)，禁用 透析：不能清除 孕妇：禁用 FDA 妊娠分级：X 级 哺乳期妇女：禁用 哺乳期用药分级：L3 级 儿童：儿科使用的经验局限于少数(年龄≥8 岁)纯合子家族性高胆固醇血症的患儿。因此，目前不建议儿科使用 老人：无需调整剂量	肾功能不全：eGFR<30 mL/(min·1.73 m^2)，减少剂量 孕妇：禁用(计划怀孕妇女同样禁用) 哺乳期妇女：禁用 儿童：不宜应用 老人：用于 65 岁以上老年人，减少剂量	肝功能异常：轻度肝功能受损患者，不需要调整剂量(Child-Pugh A 级)；中度(Child-Pugh B 级)或重度(Child-Pugh C 级)肝功能受损患者，不推荐 肾功能不全：无需调整剂量 孕妇：不推荐 FDA 妊娠分级：C 级 哺乳期妇女：不推荐 哺乳期用药分级：L3 级 儿童：年龄≥10 岁的儿童及青少年，不需要调整剂量；<10 岁儿童，不推荐应用 老人：无需调整剂量
注意事项	如肝转氨酶升高小于 3 倍 ULN，肌酸激酶小于 5 倍 ULN，应将血脂药物减量，2 周后复查；如转氨酶升高大于 3 倍 ULN，肌酸激酶大于 5 倍 ULN，需立即停药，换用无相似不良反应的调脂药物		定期检查心电图 Q-T 间期、肝功能、肌酸激酶、尿酸、尿素氮等指标，注意预防并及时纠正低血钾和低血镁	与 HMG-CoA 还原酶抑制剂联合应用，禁用于活动性肝病，或不明原因的血清转氨酶持续升高的患者

8.2 前蛋白转化酶枯草溶菌素 9 抑制剂、小干扰核酸药物

表 8-3 前蛋白转化酶枯草溶菌素 9 抑制剂、小干扰核酸药物

药品名	依洛尤单抗(Evolocumab)	阿利西尤单抗(Alirocumab)	英克司兰(Inclisiran)
用　途	用于高胆固醇血症和混合型血脂异常的治疗,可以降低心血管事件的风险	用于高胆固醇血症和混合型血脂异常的治疗,可以降低心血管事件的风险	用于成人原发性高胆固醇血症或混合型血脂异常的治疗
作用机制	PCSK9 抑制剂,通过抑制 PCSK9 与 LDL-R 结合,使肝细胞表面的 LDL-R 数量增加,从而增加该受体对血中 LDL-C 的清除		首个降低胆固醇的小干扰核酸(siRNA)血脂调节药物,特异性干扰 PCSK9 mRNA,阻止细胞内 PCSK9 蛋白的翻译,从而上调肝细胞表面的 LDL-R,增强肝脏对 LDL-C 的清除
用法用量	皮下注射,140 mg,每 2 周 1 次,或 420 mg 皮下注射,每月 1 次	皮下注射,常规起始剂量为 75 mg,每 2 周 1 次;需要更大幅度降低 LDL-C 时,可以 150 mg 起始给药,每 2 周 1 次。治疗开始或调量后 4~8 周可评估血脂水平,并相应调整剂量。如果患者在接受 75 mg,每 2 周 1 次治疗后,需要进一步降低 LDL-C,则可调整至最大剂量,即 150 mg,每 2 周 1 次	皮下注射,推荐剂量为首次皮下注射 284 mg,3 个月后再次给药,之后每 6 个月注射 1 次
药代动力学	半衰期:11~17 日 吸收:单次皮下给药 3~4 日达到中位血药浓度,生物利用度 72% 分布:表观分布容积约为 3.3(0.5)L	半衰期:17~20 日 吸收:皮下给药后阿利西尤单抗的绝对生物利用度约为 85% 分布:静脉给药后,分布容积约为 0.04~0.05 L/kg,表明阿利西尤单抗主要分布在循环系统中	半衰期:9 h 吸收:单次皮下给药 284 mg 后,全身暴露量在 25~800 mg 范围内,以线性和剂量成比例的方式增加。血药浓度在给药后约 4 h 内达到峰值,平均峰浓度为 509 ng/mL。给药后 24~48 h 后浓度检测不到。多次皮下给药后的药代动力学结果与单次给药相似

药品名	依洛尤单抗(Evolocumab)	阿利西尤单抗(Alirocumab)	英克司兰(Inclisiran)
药代动力学	代谢：低浓度时，消除主要通过与靶点(PCSK9)的可饱和结合高浓度时，主要通过非可饱和蛋白质降解途径而消除 排泄：不通过肾脏清除	代谢：低浓度时消除主要通过与靶点(PCSK9)的可饱和结合；高浓度时主要通过非可饱和蛋白质降解途径而消除 排泄：不通过肾脏清除	分布：在相应的临床血浆浓度下，体外蛋白结合率为87％。健康成人单次皮下注射 284 mg，表观分布容积约为 500 L 代谢：主要由核酸酶代谢为不同长度的短链核苷酸。不是细胞色素 P450 酶或转运蛋白的底物 排泄：终末清除半衰期约 9 h，多次给药不发生蓄积，大约 16％通过肾脏排泄
特殊患者群体	肝功能异常：轻度或中度肝功能不全的患者，无需调整剂量 肾功能不全：无需调整剂量 孕妇：不推荐 哺乳期妇女：不推荐 儿童：可用于 10～12 岁儿童需进一步降低 LDL-C 的纯合子型家族性高胆固醇血症 老人：无需调整剂量	肝功能异常：轻度或中度肝功能损害患者，无需调整剂量；重度肝功能损害患者，可用数据有限 肾功能不全：轻度或中度肾功能损害患者，无需调整剂量；重度肾功能损害患者，可用数据有限 孕妇：仅在明确需要时方可使用 哺乳期妇女：不推荐 老人：无需调整剂量	肝功能异常：轻度至中度肝功能不全患者，无需调整用药剂量；目前尚未在有严重肝受损患者中进行用药剂量研究 肾功能不全：轻度、中度或重度肾受损患者，无需调整用药剂量，但目前尚未在终末期肾病患者中进行用药剂量研究 老人：可用
注意事项	1) 使用前须排查药物过敏史或其他过敏史 2) 注射部位应定期更换，以避免累积导致的不适 3) 可与最大耐受剂量的他汀类药物联合用药，伴随或不伴随其他降脂疗法，或在他汀类药物不耐受或禁忌使用的患者中，单独用药或与其他降脂疗法联合用药		最常见的不良反应为轻至中度注射部位反应，主要表现为注射部位局部的红斑、超敏、瘙痒、皮疹等，均可自行消退

注：LDL-R，低密度脂蛋白受体(low density lipoprotein receptor)。

常见内分泌疾病药物使用手册

8.3　胆酸螯合剂树脂类降脂药物

表 8 - 4　胆酸螯合剂树脂类降脂药物

药品名	考来替泊(Colestipol)	考来烯胺(Cholestyramine)
用　　途	用于原发性高胆固醇血症的治疗	用于 IIa 型高脂血症、高胆固醇血症的治疗
作用机制	胆酸螯合树脂类,通过结合肠道内胆酸,使肝内胆固醇减少,从而使肝脏低密度脂蛋白受体活性增加而降低血浆中 LDL-C	
用法用量	口服,每日 15～30 g,分 2～4 次餐前服用	口服,维持量,每日 2～24 g(无水考来烯胺),分 3 次于饭前服或与饮料拌匀服用
药代动力学	吸收:口服不被机体吸收 排泄:粪便排出,肾排泄率低于 0.05%,几乎全部与胆酸形成复合物随粪便排泄	吸收:口服不被机体吸收 排泄:与胆酸在肠道结合成复合物随粪便排出体外
特殊患者群体	肝功能异常:肝功能不全患者,无需调整剂量 肾功能不全:无需调整剂量 透析:可清除 孕妇:缺乏人体研究数据 FDA 妊娠分级:C 级 哺乳期妇女:可用 哺乳期用药分级:L2 级 儿童:安全性及有效性尚不明确	肝功能异常:肝功能不全患者,无需调整剂量 肾功能不全:无需调整剂量 透析:可清除 孕妇:缺乏人体研究数据 FDA 妊娠分级:C 级 哺乳期妇女:可用 哺乳期用药分级:L2 级 儿童:用于降血脂,初始计量,每日 4 g(无水考来烯胺),分 2 次服用,维持剂量为每日 2～24 g(无水考来烯胺),分 2 次或多次服用,建议治疗期间补充叶酸

药品名	考来替泊(Colestipol)	考来烯胺(Cholestyramine)
注意事项	1）部分患者血清胆固醇浓度在治疗开始时降低,但随后又恢复或超过原先水平。撤药 1 个月左右,胆固醇浓度恢复至治疗前水平 2）用于治疗高脂血症时,若发生血浆胆固醇浓度反常性升高或用药 3 个月后无效,应停药 3）若出现便秘或症状加重,应减量或停药以防止肠梗阻发生	1）长期服用时应补充脂溶性维生素(以肠道外给药途径为佳),并注意出血倾向 2）治疗高脂血症时如血浆胆固醇浓度反常性地升高,应停药;治疗 3 个月仍无效者,亦需停药

8.4 氯贝丁酯类、苯氧乙酸类降脂药物及高纯度 ω‑3 脂肪酸

表 8‑5 氯贝丁酯类、苯氧乙酸类及高纯度 ω‑3 脂肪酸

药品名	苯扎贝特(Bezafibrate)	非诺贝特(Fenofibrate)	吉非罗齐(Gemfibrozil)	ω‑3 脂肪酸乙酯(Omega-3-Acid Ethyl Ester)
用 途	用于高甘油三酯血症、高胆固醇血症、混合型高脂血症的治疗	用于高胆固醇血症、内源性高甘油三酯血症、单纯型和混合型血脂异常的治疗	用于高脂血症的治疗	用于重度高甘油三酯血症的治疗
用法用量	口服,普通剂型:每次 200～400 mg,每日 3 次;缓释片:每次 400 mg,每日 1 次	口服,普通剂型:每次 0.1～0.2 g,每日 1 次;缓释剂型:每日 0.25 g,每日 1 次	口服,每次 0.3～0.6 g,每日 2 次,早餐及晚餐前 30 min 服用	口服,每次 2 g,每日 2 次,或每次 4 g,每日 1 次
作用机制	贝特类及苯氧乙酸类药物主要通过激活过氧化物酶增殖体活化受体 α 和脂蛋白脂酶,增加血中载脂蛋白 Apo A‑Ⅰ、Apo A‑Ⅱ 的表达,增加载脂蛋白酶、高密度脂蛋白的浓度,使血循环中乳糜微粒及极低密度脂蛋白的降解加速,起到降低甘油三酯的作用			抑制脂酰辅酶 A:1,2‑二酰基甘油酰基转移酶,增加肝脏中线粒体和过氧化物酶体的 β‑氧化作用,减少肝脏中脂肪的生成,增加血浆脂蛋白脂肪酶的活性
药代动力学	半衰期:1.5～2 h 吸收:口服后吸收迅速,接近完全,口服后 2 h 血药浓度达到峰值 分布:血浆蛋白结合率为 95% 代谢:经肝脏代谢 排泄:主要经肾排出,50% 为原型,其余为代谢产物;少量经粪便排出	半衰期:20 h 吸收:口服后胃肠道吸收良好,与食物同服可使吸收增加。4～8 h 血药浓度达到峰值 分布:血浆蛋白结合率 99% 代谢:口服后迅速水解为活性代谢物非诺贝酸,非诺贝酸主要与葡萄糖醛酸结合 排泄:主要以代谢物的形式从尿中排出,大约 60% 从尿中排泄,25% 从粪便排出	半衰期:1.5 h 吸收:胃肠道吸收完全,口服后 1～2 h 血药浓度达到峰值 分布:血浆蛋白结合率大约为 98% 代谢:经肝脏代谢 排泄:大约 70% 的药物经肾脏排泄,以原型为主,6% 由粪便排出	吸收:ω‑3 脂肪酸乙酯给药可引起血清磷脂十二碳五烯酸含量显著的剂量依赖性增加,但是二十二碳六烯酸含量的增加不明显,不存在剂量依赖性 代谢:脂肪酸首先被转运至肝脏,在肝脏中被并入各类脂蛋白中,然后被引导至外周脂质存储处;细胞膜磷脂被脂蛋白磷脂取代,然后脂肪酸可作为各种类花生酸的前体;大部分被氧化以满足能量需求

药品名	苯扎贝特(Bezafibrate)	非诺贝特(Fenofibrate)	吉非罗齐(Gemfibrozil)	ω-3 脂肪酸乙酯(Omega-3-Acid Ethyl Ester)
特殊患者群体	肝功能异常：肝功能不全、原发性胆汁性肝硬化或不明原因的肝功能持续异常者，禁用；应定期监测肝功能，在其数据大于正常限度3倍时，应停止治疗(如每3个月检测氨基转移酶，当丙氨酸氨基转移酶大于100 U/L时，应停止治疗) 肾功能不全：减量 孕妇：禁用 哺乳期妇女：禁用 儿童：禁用 老人：推荐使用普通成人剂量，如有肾功能损害可以减少剂量	肝功能异常：研究证明本药在肝功能不全患者体内不引起蓄积 肾功能不全：$eGFR \geqslant 50$ mL/$(min \cdot 1.73 \ m^2)$，无需调整剂量；15 mL/$(min \cdot 1.73 \ m^2) \leqslant eGFR < 50$ mL/$(min \cdot 1.73 \ m^2)$，给予常规剂量的 50%，给药间期不变；$eGFR < 15$ mL/$(min \cdot 1.73 \ m^2)$，给予常规剂量的 25%，给药间期不变 透析：可清除 孕妇：禁用 FDA 妊娠分级：C 级 哺乳期妇女：禁用 哺乳期用药分级：L3 级 儿童：研究尚不充分，应用时须权衡利弊 老人：如有肾功能不良时，须适当减少用药量	肝功能异常：肝功能不全患者无需调整剂量 肾功能不全：严重肾功能损害禁用 透析：可清除 FDA 妊娠分级：C 级 哺乳期用药分级：L3 级 儿童：现有资料尚未记载 老人：如有肾功能不良时，须适当减少用药量	肝功能异常：现有资料尚未记载 肾功能不全：现有资料尚未记载 孕妇：现有资料尚未记载 哺乳期妇女：现有资料尚未记载 儿童：现有资料尚未记载 老人：尚无足够的 65 岁以上患者使用本药的临床数据
注意事项	如出现弥漫性肌肉痛、肌炎、肌痛性肌肉痉挛、肌无力、伴或不伴肌源性肌酸激酶升高(超过正常值5倍)应考虑是否出现肌毒性，并应停药			可引起某些患者 LDL-C 水平的升高。因此，服用 ω-3 脂肪酸乙酯期间应定期检测 LDL-C 水平

8.5 烟酸及其衍生物

表 8-6 烟酸及其衍生物

药品名	烟酸(Nicotinic Acid)	阿昔莫司(Acipimox)
用途	用于血脂异常的治疗	用于高甘油三酯血症的治疗
作用机制	烟酸及其衍生物,通过减少游离脂肪酸流入肝脏,减少肝脏极低密度脂蛋白合成,起到降低肝脏合成极低密度脂蛋白和低密度脂蛋白速率的作用	
用法用量	口服,睡前服用。治疗应从低剂量开始,随后逐渐增加剂量 普通剂:初始剂量为每次 100 mg,每日 3 次;4~7 日后可增至每次 1 000~2 000 mg,每日 3 次 缓释剂:第 1~4 周,每次 500 mg,每日 1 次;第 5~8 周,每次 1 000 mg,每日 1 次;8 周后,根据疗效和耐受性调整剂量,无效时可增至每日 1 500 mg,随后可增至每日 2 000 mg,4 周内增加的日剂量不应超过 500 mg。维持剂量为每日 1 000~2 000 mg,最大日剂量 2 000 mg	口服,每次 250 mg,每日 2~3 次,最大剂量为每日 1 200 mg,饭后服用
药代动力学	半衰期:0.75 h 吸收:口服后会被快速大量吸收(至少 60%~76%的给药量) 分布:烟酸及其代谢产物集中在肝脏、肾脏和脂肪组织中 代谢: 1)通过与甘氨酸简单结合生成烟尿酸,随后经尿液排泄,其中少量可逆代谢回烟酸 2)导致烟酰胺腺嘌呤二核苷酸的生成,此代谢途径占优势可导致肝中毒 排泄:60%~76%以烟酸和代谢产物形式从尿液排泄,多剂量给药后约 12%以原型从尿液排泄	半衰期:2 h 吸收:口服后迅速吸收,1~1.5 h 血药浓度达到峰值,半衰期为 1.5 h 分布:全身分布,不与血浆蛋白结合 代谢:不被代谢 排泄:以原型从尿中排出

药品名	烟酸(Nicotinic Acid)	阿昔莫司(Acipimox)
特殊患者群体	肝功能异常:有肝病史的患者使用时应格外谨慎。建议在治疗期间对患者定期进行肝脏功能检测,如转氨酶水平显著提高,尤其是升高到正常值上限的3倍时,应停用 肾功能不全:缺乏人体研究数据,谨慎使用 FDA妊娠分级:C级 哺乳期用药分级:L3级 儿童:2岁以下不推荐 老人:酌情减量	肝功能异常:定期进行肝功能检测 肾功能不全:肌酐清除率40~80 mL/min,每次250 mg,每日1次;肌酐清除率30~40 mL/min,每次250 mg,隔日1次;肌酐清除率<30 mL/min,禁用 孕妇:禁用 哺乳期妇女:禁用 儿童:禁用
注意事项	1) 用药前应排除引起高胆固醇血症的继发因素,避免摄入大量酒精,与胆酸螯合剂分开服用 2) 如血清转氨酶持续升高,尤其超过正常值上限的3倍并持续存在,或伴有呕吐、发热、不适时,应停药;如出现严重皮肤潮红、瘙痒、胃肠道不适,应减量	用药前适当的饮食控制血脂,同时戒酒、运动、减轻体重,以免发生肥胖

（石晨阳　宋俊丽　王志鹏　宫　丽）

第9章

原发性醛固酮增多症治疗药物

原发性醛固酮增多症是指肾上腺皮质自主分泌醛固酮,导致体内潴钠排钾、血容量增多,肾素-血管紧张素系统活性受抑制,临床主要表现为高血压和低血钾。原发性醛固酮增多症的治疗方案取决于病因和患者对药物的反应,治疗有手术和药物两种方法。醛固酮瘤及原发性肾上腺皮质增生首选手术治疗,如患者不愿手术或不能手术,可予以药物治疗。而特发性醛固酮增多症(糖皮质激素可抑制醛固酮增多症)首选药物治疗。

醛固酮受体拮抗剂:螺内酯(安体舒通)、依普利酮是治疗特发性醛固酮增多症的首选治疗药物,其中依普利酮是一种选择性醛固酮受体拮抗剂,可在有限控制血压的同时,尽可能避免诸如男性乳房发育等不良反应。糖皮质激素(见第5章)是特发性醛固酮增多症的首选治疗方案,主要通过抑制垂体促肾上腺皮质激素(ACTH)分泌以减少醛固酮作用,但应注意使患者血压或血钾维持在正常范围,如血压控制不佳,可联合使用醛固酮受体拮抗剂。

其他降压药物:醛固酮主要通过上调肾小管远曲小管上皮钠通道活性,从而促进钠钾交换,对上皮细胞钠通道有阻断作用的药物,如阿米洛利、氨苯蝶啶等对原发性醛固酮增多症都有一定治疗效果,作为保钾利尿剂,能缓解原发性醛固酮增多症患者的高血压、低血钾症状,而不存在安体舒通所致的激素相关性不良反应。血管紧张素转换酶抑制剂(angiotensin converting enzyme inhibitor,ACEI)、血管紧张素 II 受体拮抗剂(angiotensin II receptor blocker,ARB)类药物可能对部分血管紧张素 II 敏感的特发性醛固酮增多症有一定治疗效果,而钙离子拮抗剂(calcium channel blocker,CCB)类药物主要用于降低血压,对醛固酮的分泌并无明显抑制作用。如患者单用醛固酮受体拮抗剂治疗血压控制不佳时,可联合使用多种不同作用机制的降压药(β受体阻滞剂见第3章)。

9.1 醛固酮受体拮抗剂

表 9-1 醛固酮受体拮抗剂和保钾利尿药

药品名称	螺内酯(Spironolactone)	依普利酮(Eplerenone)	阿米洛利(Amiloride)	氨苯蝶啶(Triamterene)
用途	纠正原发性醛固酮增多症患者的高血压和低钾血症		主要治疗水肿性疾病,亦可用于难治性低钾血症的辅助治疗。能缓解原发性醛固酮增多症患者的高血压、低血钾症状,但作用相对较弱	
作用机制	结构与醛固酮相似的盐皮质激素受体拮抗剂,作用于远曲小管和集合管,阻断 Na^+-K^+ 和 Na^+-H^+ 交换,起到利尿作用,减少 K^+、Mg^{2+} 和 H^+ 排泄	选择性抑制盐皮质激素受体的过度激活,拮抗过度分泌的醛固酮,拮抗作用较螺内酯强,且对雄激素和孕激素受体的亲和力极低	保钾利尿药,直接抑制肾脏远端小管和集合管的 Na^+-K^+ 交换,使 Na^+、Cl^-、水排泄增多,而 K^+ 排泄减少,作用不依赖于醛固酮	
用法用量	口服 水肿:每日 $40\sim120$ mg,分 $2\sim4$ 次服用 高血压:每日 $40\sim80$ mg,分次服用 原发性醛固酮增多症:每日 $100\sim400$ mg,分 $2\sim4$ 次服用	口服 高血压:每次 50 mg,每日 $1\sim2$ 次 心肌梗死后心力衰竭或合用中度 CYP3A4 抑制剂:每次 25 mg,每日 $1\sim2$ 次 基于血清钾浓度调整剂量	口服,与食物同服,每次 $2.5\sim5$ mg,每日 $1\sim2$ 次	口服,每次 $12.5\sim50$ mg,每日 2 次,最大日剂量 300 mg
药代动力学	半衰期:1.4 h 吸收:2.6 h(空腹)或 3.05 h(食物同服)达血药峰浓度,生物利用度 95.4% 分布:血浆蛋白结合率大于 90% 代谢:80% 由肝脏代谢为有活	半衰期:$3\sim6$ h 吸收:$1.5\sim2.0$ h 达血药峰浓度,生物利用度 69% 分布:血浆蛋白结合率约 50% 代谢:主要由 CYP3A4 代谢为无活性代谢物	半衰期:$6\sim9$ h 吸收:$3\sim4$ h 达血药峰浓度 分布:血浆蛋白结合率不高,血浆半衰期 $6\sim9$ h 代谢:不经肝脏代谢 排泄:50% 以原型从尿中排	半衰期:$1.5\sim2$ h 吸收:6 h 达血药峰浓度 分布:血浆蛋白结合率为 $40\%\sim70\%$ 代谢:大部分由肝脏代谢 排泄:经肾脏排泄,少数经

药品名称	螺内酯(Spironolactone)	依普利酮(Eplerenone)	阿米洛利(Amiloride)	氨苯蝶啶(Triamterene)
药代动力学	性的坎利酮 排泄:无活性代谢产物从肾脏和胆道排泄,约10%以原型排泄	排泄:约67%经尿液排泄,约32%经粪便排泄,<5%以原型排泄	出,约40%经粪便排出	胆汁排泄
特殊患者群体	肝功能异常:慎用 肾功能不全:慎用 透析:不能清除 孕妇:用药时间宜短 FDA 妊娠分级:C 级 哺乳期妇女:慎用 哺乳期用药分级:L2 级 儿童:治疗水肿每日 1~3 mg/kg 或 30~90 mg/m² ,分 1~4次服,5 日后酌情调整剂量。最大日剂量 3~9 mg/kg 或 90~270/m² 老人:起始剂量宜偏小	肝功能异常:中度损害者需要检测血清钾,重度损害者不应使用 肾功能不全:30 mL/(min·1.73 ㎡)≤eGFR≤50 mL/(min·1.73 m²),起始剂量为 25 mg,隔日 1 次,4 周后加至每日 1 次(最大剂量);eGFR<30 mL/(min·1.73 m²),不推荐使用 透析:不可清除 孕妇:停止使用,病情无法控制时中晚期可用 FDA 妊娠分级:B 级 哺乳期妇女:停止哺乳 哺乳期用药分级:L3 级 儿童:尚不明确,不推荐使用 老人:无需调整剂量	肝功能异常:慎用 肾功能不全:eGFR<30 mL/(min·1.73 m²),避免使用 孕妇:避免使用 FDA 妊娠分级:B 级 哺乳期妇女:避免使用 哺乳期用药分级:L3 级 老人:小剂量开始	肝功能异常:重度损害者禁用 肾功能不全:慎用 孕妇:避免使用 FDA 妊娠分级:C 级 哺乳期妇女:停止哺乳 哺乳期用药分级:L3 级 儿童:每日按体重 2~4 mg/kg 或按体表面积 120 mg/m²,分 2 次服,采取每日或隔日疗法 老人:易发生高钾血症和肾损害
注意事项	高钾血症、原发性慢性肾上腺皮质功能减退症(Addison 病)患者禁用;无尿患者、低钠血症、酸中毒、乳房增大或月经失调者慎用;避免同时服用钾补充剂或摄入钾含量较高食物,包括盐替代品	需要定期检测血清钾水平;避免同时使用强效或中效 CYP3A4 诱导剂、补钾剂和含钾的盐;用药时避免同时摄入葡萄柚或葡萄柚汁;可能引起过敏性反应(尤其是阿司匹林超敏患者)	应随餐或餐后服药,不得饮酒;能导致直立性低血压,从坐姿/仰卧位缓慢站立;可能引起高钾血症(约10%),肾功能损害、糖尿病和老年人需严密监测血钾水平。严重肾功能损害或高钾血症禁用	可能引起高钾血症(约10%),肾功能损害、糖尿病、老年人和重症患者发病率更高,需严密监测血钾水平。高钾血症禁用;避免合用其他保钾药

9.2 血管紧张素转换酶抑制剂类降压药物

表 9-2　血管紧张素转换酶抑制剂(ACEI)类降压药物 1

药品名称	卡托普利(Captopril)	依那普利(Enalapril)	赖诺普利(Lisinopril)	雷米普利(Ramipril)
用　　途	适用于高血压,尤其适用于伴慢性心力衰竭和冠心病的高血压患者、合并糖尿病肾病、代谢综合征、慢性肾脏病、蛋白尿或微量白蛋白尿的高血压患者,可能对部分血管紧张素Ⅱ敏感的特发性醛固酮增多症有一定的治疗效果			
作用机制	ACEI降低将血管紧张素Ⅰ转换为血管紧张素Ⅱ的酶的活性,进而降低升压物质血管紧张素Ⅱ及醛固酮的血浓度,从而扩张血管,降低血压,此外还能干扰缓激肽的降解,抑制交感神经活性,同样也使血管阻力降低			
用法用量	口服,餐前 1 h 服药 高血压:每次 12.5~50 mg,每日 2~3 次 心力衰竭:每次 6.25~50 mg,每日 2~3 次	口服 原发性高血压:每次 10~40 mg,每日 1 次 肾血管性高血压:每次 5~20 mg,每日 1 次	口服 常规:每次 10~80 mg,每日 1 次 肾素-血管紧张素-醛固酮系统高度激活患者:每次 2.5~80 mg,每日 1 次	口服 原发性高血压:每次 2.5~10 mg,每日 1 次 伴有盐和(或)体液流失患者、心力衰竭患者(尤其是心肌梗死后),或严重高血压患者,应当以最低单剂量(1.25 mg)开始
药代动力学	半衰期:2 h 吸收:生物利用度 60%,血药浓度达到峰值时间为 1~1.5 h,食物会影响吸收 分布:血循环中 25%~30%与蛋白结合 代谢:在肝脏中代谢 排泄:经肾脏排泄,少量经乳汁分泌	半衰期:11 h 吸收:生物利用度约 60%,血药浓度达到峰值时间约 1 h。依那普利拉血药浓度达到峰值时间为 3~4 h,半衰期 11 h,食物不影响吸收 分布:给药 20 min 广泛分布于全身 代谢:在肝脏内水解生成二羧酸依那普利拉 排泄:经肾脏排泄,约 94%以原型或依那普利拉出现于尿和粪便中	半衰期:12.6 h 吸收:口服后吸收约 25%(6%~60%),血药浓度达到峰值时间约 7 h,食物不影响吸收 分布:极少药物与血浆蛋白结合 代谢:不在体内代谢 排泄:全部以原型经肾排泄	半衰期:5.1 h 吸收:口服 50%~60%在胃肠道吸收,血药浓度达到峰值时间为 1 h。雷米普利拉血药浓度达到峰值时间为 3 h,食物不影响吸收 分布:雷米普利与雷米普利拉的血浆蛋白结合率分别为 73%与 56% 代谢:在肝脏内代谢为雷米普利拉 排泄:60%经肾清除,40%经粪便排出

药品名称	卡托普利(Captopril)	依那普利(Enalapril)	赖诺普利(Lisinopril)	雷米普利(Ramipril)
特殊患者群体	肝功能异常：慎用 肾功能不全：慎用，宜采用小剂量给药或减少给药次数，缓慢递增 透析：血液透析可清除，腹膜透析不能清除 孕妇：禁用 FDA妊娠分级：D级 哺乳期妇女：慎用 哺乳期用药分级：L2级 儿童：仅限用于其他降压治疗无效的儿科患者。按体重 0.3 mg/kg，每日 3 次，必要时每隔 8～24 h 增加 0.3 mg/kg，直至最低有效量 老人：酌减剂量	肝功能异常：出现黄疸或肝酶显著升高应停止 肾功能不全：80 mL/min＞CCr＞30 mL/min，起始剂量为 5～10 mg，每日 1 次；30 mL/min≥CCr＞10 mL/min，起始剂量为每日 2.5～5 mg；CCr≤10 mL/min，起始剂量为每日 2.5 mg 透析：可清除 孕妇：禁用 FDA妊娠分级：D级 哺乳期妇女：慎用 哺乳期用药分级：L2级 儿童：慎用 老人：初始剂量 2.5 mg，最大剂量不超过每日 20 mg	肝功能异常：出现黄疸或肝酶显著升高应停止 肾功能不全：CCr≥30 mL/min，起始剂量为 5～10 mg，每日 1 次；30 mL/min＞CCr＞10 mL/min，起始剂量为每日 2.5～5 mg；CCr≤10 mL/min，起始剂量为每日 2.5 mg 透析：可清除 孕妇：禁用 FDA妊娠分级：D级 哺乳期妇女：慎用 哺乳期用药分级：L3级 儿童：＜6 岁，不推荐；6～16 岁，起始 0.07 mg/kg，每日 1 次（最大起始剂量 5 mg，每日 1 次）；体重 20～50 kg，最大剂量每日 20 mg；体重≥50 kg，最大剂量每日 40 mg 老人：小剂量起始	肝功能异常：每日最大用量为 2.5 mg 肾功能不全：CCr≥60 mL/min，无需调整剂量；CCr＜60 mL/min，起始剂量为每日 1.25 mg，维持剂量为每日 2.5 mg，最大日剂量不超过 5 mg 透析：不能清除 孕妇：禁用 FDA妊娠分级：D级 哺乳期妇女：禁用 哺乳期用药分级：L3级 儿童：禁用 老人：起始剂量每日 1.25 mg
注意要点	1) 必要时可舌下含服 2) 刺激性干咳发生率较其他 ACEI 类高 3) 作用维持时间短	长期应用时，能逆转左心室肥厚和改善大动脉的顺应性	1) 唯一不经肝脏代谢的 ACEI 类，适用于肝功能不全的高血压患者 2) 临床上需 ACEI 迅速发挥作用时应首选	适合肾功能不全的高血压患者

药品名称	卡托普利(Captopril)	依那普利(Enalapril)	赖诺普利(Lisinopril)	雷米普利(Ramipril)
注意要点	1) 神经血管性水肿病史患者禁用 2) 双侧肾动脉狭窄患者禁用 3) 血肌酐≥265 μmol/L 时,禁用或关注动态变化后再决定是否使用 4) 需注意 ACEI、ARB、CCB 等类药物可升高肾素活性,降低醛固酮,导致血浆醛固酮与肾素活性比值(aldosterone to renin ratio,ARR)假阴性,因此,需停用上述药至少 2 周再次进行检测;但如服药时肾素活性<1 ng/(mL・h)或低于正常检测下限同时合并 ARR 升高,考虑原发性醛固酮增多症可能大,可维持原有药物治疗			

表 9-3　血管紧张素转换酶抑制剂(ACEI)类降压药物 2

药品名称	西拉普利(Cilazapril)	福辛普利(Fosinopril)	培哚普利(Perindopril)	贝那普利(Benazepril)
用　途	适用于高血压,尤其适用于伴慢性心力衰竭和冠心病的高血压患者、合并糖尿病肾病、代谢综合征、慢性肾脏病、蛋白尿或微量白蛋白尿的高血压患者,可能对部分血管紧张素Ⅱ敏感的特发性醛固酮增多症有一定的治疗效果			
作用机制	ACEI 降低将血管紧张素Ⅰ转换为血管紧张素Ⅱ的酶的活性,进而降低升压物质血管紧张素Ⅱ及醛固酮的血浓度,从而扩张血管,降低血压。此外,还能干扰缓激肽的降解,抑制交感神经活性,同样也使血管阻力降低			
用法用量	口服,餐前或餐后均可,应在每日同一时间服用 原发性高血压:每次 1～5 mg,每日 1 次 正在使用利尿药的高血压患者:在服用本药前 2～3 日,应停用利尿药,必要时可重新使用。推荐起始剂量为每次 0.5 mg,每日 1 次 肾性高血压:每次 0.25～5 mg,每日 1 次	口服 高血压病:每次 10～40 mg,每日 1 次 心力衰竭:每次 10～40 mg,每日 1 次	口服,早晨餐前服用 没有水钠丢失或肾衰竭等并发症的原发性高血压:每次 4～8 mg,每日 1 次 不能停用利尿剂的高血压患者:从 2 mg 开始,并监测肾功能和血清钾浓度 充血性心力衰竭:每次 2～4 mg,每日 1 次	口服 高血压:每次 10～40 mg,每日 1～2 次 充血性心力衰竭:每次 2.5～20 mg,每日 1 次

常见内分泌疾病药物使用手册

药品名称	西拉普利(Cilazapril)	福辛普利(Fosinopril)	培哚普利(Perindopril)	贝那普利(Benazepril)
药代动力学	半衰期：9 h 吸收：生物利用度为 60%。口服后 1.5～2 h 血中西拉普利拉血药浓度达到峰值 分布：表观分布容积为 10～25 L 代谢：有效被吸收并迅速地被转化为具有药理活性的西拉普利拉 排泄：以原型经肾脏排出	半衰期：12 h 吸收：口服吸收约 36%。口服后 1 h 内起效，2～4 h 血药浓度达到峰值 分布：血浆蛋白结合率高达 97%～98% 代谢：76% 在肝脏和胃肠道黏膜水解生成活性代谢产物福辛普利拉 排泄：44%～50% 经肾清除，46%～50% 从肠道排泄	半衰期：9 h 吸收：生物利用度为 65%～70%。口服后 1 h 起效，4～8 h 血药浓度达到峰值 分布：游离培哚普利拉血浆蛋白结合率较低(10%～20%)，呈浓度依赖性 代谢：经肝脏转化为有活性的培哚普利拉及其他无活性代谢产物 排泄：约 75% 以原型和代谢产物形式随尿排泄，其余随粪便排出	半衰期：0.6 h 吸收：口服吸收 37%。在空腹服用盐酸贝那普利以后的 30 min、60 min 和 90 min，贝那普利和贝那普利拉的血药浓度分别达到峰值 分布：贝那普利和贝那普利拉与血浆蛋白结合率约 95% 代谢：经肝脏快速地转换为具备药理活性的代谢产物贝那普利拉 排泄：主要经肾和胆汁消除，肾功能正常的患者主要经肾脏消除
特殊患者群体	肝功能异常：肝硬化患者使用时必须以每次 0.5 mg 或 0.25 mg，每日 1 次的起始剂量谨慎用药 肾功能不全：CCr＞40 mL/min，每日 1 次，起始 1 mg，最大 5 mg；10 mL/min＜CCr≤40 mL/min，每日 1 次，起始 0.5 mg，最大 2.5 mg；CCr≤10 mL/min，根据血压情况每周 1～2 次，每次 0.25～0.5 mg	肝功能异常：无需调整剂量 肾功能不全：无需调整剂量 透析：不能清除 孕妇：禁用 FDA 妊娠分级：D 级 哺乳期妇女：禁用 哺乳期用药分级：L3 级	肝功能异常：无需调整剂量 肾功能不全：CCr＞60 mL/min，无需调整剂量；30 mL/min＜CCr≤60 mL/min，剂量为每日 2 mg；CCr≤30 mL/min，隔日 1 次，每次 2 mg 透析：可清除，透析当日给予 2 mg 孕妇：禁用 FDA 妊娠分级：D 级	肝功能异常：肝硬化患者无需调整剂量。出现黄疸或肝酶显著升高应停止使用 肾功能不全：CCr≥30 mL/min，无需调整剂量；CCr＜30 mL/min，初始剂量为每日 5 mg，必要时可增至每日 10 mg 透析：可少量清除 孕妇：禁用

药品名称	西拉普利（Cilazapril）	福辛普利（Fosinopril）	培哚普利（Perindopril）	贝那普利（Benazepril）
特殊患者群体	透析：可清除 孕妇：禁用 哺乳期妇女：禁用 儿童：尚无推荐用药方案 老人：0.5 mg 起始剂量	儿童：不推荐 老人：无需调整剂量	哺乳期妇女：慎用 哺乳期用药分级：L3 级 儿童：不用于儿童 老人：从 2 mg 开始，1 个月后逐渐增加至 4 mg	FDA 妊娠分级：D 级 哺乳期妇女：不推荐 哺乳期用药分级：L2 级 儿童：慎用 老人：无需调整剂量
	能更显著地降低肾性高血压	双通道排泄，特别适用于肾功能不全的老年高血压患者	长效降压药，降压药效可以持续18～24 h，降压效果平稳，还可以改善左心室肥厚	双通道排泄，特别适用于肾功能不全的老年高血压患者
注意要点	1）神经血管性水肿病史患者禁用 2）双侧肾动脉狭窄患者禁用 3）血肌酐≥265 μmol/L 时，禁用或关注动态变化后再决定是否使用 4）需注意 ACEI、ARB、CCB 等类药物可升高肾素活性，降低醛固酮，导致 ARR 假阴性，因此，需停用上述药至少 2 周再次进行检测；但如服药时肾素活性＜1 ng/(mL・h)或低于正常检测下限同时合并 ARR 升高，考虑原发性醛固酮增多症可能大，可维持原有药物治疗			

9.3 血管紧张素Ⅱ受体拮抗剂类降压药物

表 9-4 血管紧张素Ⅱ受体拮抗剂(ARB)类降压药物 1

药品名称	氯沙坦(Losartan)	缬沙坦(Valsartan)	厄贝沙坦(Irbesartan)	替米沙坦(Telmisartan)
用　　途	用于高血压伴心血管事件高风险患者,适用于伴左心室肥厚、心力衰竭、糖尿病肾病、代谢综合征、微量白蛋白尿或蛋白尿患者,可能对部分血管紧张素Ⅱ敏感的特发性醛固酮增多症有一定的治疗效果			
作用机制	通过可逆性、竞争性阻断 AngⅡ和血管紧张素受体(AT)相结合,降低 AngⅡ的血管收缩和升压作用			
用法用量	口服,可与或不与食物同服,每日 1 次,起始剂量每次 25 mg,维持剂量 50~100 mg	口服,食物不影响吸收,建议每日同一时间用药,每次 80~160 mg,每日 1 次	口服,食物不影响吸收,每次 75~300 mg,每日 1 次	口服,餐时或餐后服用,每次 20~80 mg,每日 1 次
药代动力学	半衰期:6~9 h 吸收:口服吸收良好,经首过代谢。氯沙坦及其活性代谢产物的血药浓度分别在 1 h 及 3~4 h 达到峰值 分布:血浆蛋白结合率≥99%,表观分布容积为 34 L 代谢:在肝脏约 14%的剂量会转化为活性代谢产物 排泄:35%经尿液排出,58%经粪便排出	半衰期:4~6 h 吸收:绝对生物利用度约为 23%,血药浓度达到峰值时间为 2~4 h 分布:血浆蛋白结合率为 94%~97% 代谢:在肝脏 20%转化为代谢产物 排泄:以原型排泄,70%经粪便排泄,30%经尿液排出	半衰期:11~15 h 吸收:绝对生物利用度为 60%~80%,血药浓度达到峰值时间为 1~1.5 h 分布:血浆蛋白的结合率大约为 96%,其表观分布容积为 53~93 L 代谢:在肝脏与葡萄糖醛酸结合氧化而被代谢 排泄:胆道和肾脏排泄,20%经尿液排出,80%经粪便排出	半衰期:24 h 吸收:绝对生物利用度约为 50%,血药浓度达到峰值时间为 0.5~1 h 分布:血浆蛋白结合率>99.5% 代谢:在肝脏通过母体化合物与葡萄糖苷酸结合代谢 排泄:以原型经粪便排泄,经尿液排出<1%

药品名称	氯沙坦(Losartan)	缬沙坦(Valsartan)	厄贝沙坦(Irbesartan)	替米沙坦(Telmisartan)
特殊患者群体	肝功能异常：肝功能损害患者使用较低剂量，严重肝损害者禁用 肾功能不全：无需调整剂量 透析：不能清除 孕妇：禁用 FDA 妊娠分级：D 级 哺乳期妇女：慎用 哺乳期用药分级：L3 级 儿童：年龄 1 个月～16 岁，20 kg≤体重＜50 kg，25～50 mg，每日 1 次；体重≥50 kg，50～100 mg，每日 1 次 老人：无需调整剂量	肝功能异常：轻、中度肝功能损害患者，无需调整剂量；重度肝损害、肝硬化及胆道阻塞者禁用 肾功能不全：eGFR≥30 mL/min，无需调整剂量；eGFR＜30 mL/min，不推荐使用 透析：不能清除 孕妇：禁用 FDA 妊娠分级：D 级 哺乳期妇女：慎用 哺乳期用药分级：L3 级 儿童：20 kg≤体重＜50 kg，推荐剂量为 25～50 mg，每日 1 次；体重≥50 kg，50～100 mg，每日 1 次 老人：无需调整剂量	肝功能异常：轻、中度肝功能损害患者，无需调整剂量；重度肝损害、肝硬化及胆道阻塞者禁用 肾功能不全：无需调整剂量 透析：不能清除 孕妇：前 3 个月，最好不使用；4～9 个月，禁用 FDA 妊娠分级：D 级 哺乳期妇女：禁用 哺乳期用药分级：L3 级 儿童：6 岁以上可以使用 老人：＞75 岁，75 mg 作为起始剂量	肝功能异常：轻或中度肝功能受损的患者，每日用药≤40 mg；胆汁淤积、胆道阻塞性疾病或严重肝功能障碍患者禁用 肾功能不全：eGFR≥30 mL/(min·1.73 m²)，无需调整剂量；eGFR＜30 mL/(min·1.73 m²)，推荐每日小剂量 20 mg 起始 透析：不能清除 孕妇：前 3 个月，最好不使用；4～9 个月，禁用 FDA 妊娠分级：D 级 哺乳期妇女：禁用 哺乳期用药分级：L4 级 儿童：不推荐 老人：无需调整剂量
注意要点	具有促尿酸排泄的作用，并通过降低血尿酸水平使心血管事件减少 13%～29%	对总胆固醇、空腹甘油三酯、空腹血糖和尿酸水平没有明显影响	肝肾双通道排泄，适用于肾功能不全、轻至中度肝功能损害者	替米沙坦与地高辛联合使用时，地高辛血药峰值浓度增加约 49%，谷浓度增加约 20%，两药合用时应当监测地高辛血药浓度

注意要点
1) 神经血管性水肿病史患者禁用
2) 双侧肾动脉狭窄患者禁用
3) 因急性肾缺血肾小球灌注压不足而引起急性肾损伤(肌酐≥265 μmol/L)慎用
4) 需注意 ACEI、ARB、CCB 等类药物可升高肾素活性，降低醛固酮，导致 ARR 假阴性，因此，需停用上述药至少 2 周再次进行检测；但如服药时肾素活性＜1 ng/(mL·h)或低于正常检测下限同时合并 ARR 升高，考虑原发性醛固酮增多症可能大，可维持原有药物治疗

表 9 - 5　血管紧张素Ⅱ受体拮抗剂(ARB)类降压药物 2

药品名称	奥美沙坦酯 (Olmesartan Medoxomil)	依普沙坦 (Eprosartan)	阿利沙坦酯 (Allisartan Isoproxil)	坎地沙坦酯 (Candesartan Cilexetil)
用　途	用于高血压伴心血管事件高风险患者,适用于伴左心室肥厚、心力衰竭、糖尿病肾病、代谢综合征、微量白蛋白尿或蛋白尿患者,可能对部分血管紧张素Ⅱ敏感的特发性醛固酮增多症有一定的治疗效果			
作用机制	通过选择性阻断血管紧张素Ⅱ与血管平滑肌选择性血管紧张素Ⅱ1型受体的结合而阻断血管紧张素Ⅱ的收缩血管升压作用			
用法用量	口服,进食不影响吸收,每次20～40 mg,每日 1 次	口服,早晨服用,每次 600 mg,每日 1 次	口服,不与食物同服,每次 240 mg,每日 1 次	口服,进食不影响吸收,每次 4～12 mg,每日 1 次
药代动力学	半衰期:13 h 吸收:经胃肠道吸收,去酯化水解为奥美沙坦,绝对生物利用度大约是 26%。1～2 h 后血药浓度达到峰值 分布:血浆蛋白结合率高达99% 代谢:奥美沙坦酯在肝脏转化为奥美沙坦后,不再进一步代谢 排泄:35%～50%从尿液中排出,其余经胆汁从粪便中排出	半衰期:5～7 h 吸收:口服依普沙坦 300 mg 的绝对生物利用度约为 13%。空腹状态下口服依普沙坦 1～2 h 后血药浓度达到峰值 分布:血浆蛋白结合率高达 98% 代谢:仅 20% 代谢,不经 P450 系统 排泄:以原型(80%)排泄,90%经粪便排泄,小于 10%经尿液排出	半衰期:10 h 吸收:口服吸收经酯水解迅速生成活性代谢产物 E3174。E3174 的血药浓度达到峰值时间为 1.5～2.5 h。食物会降低药物的吸收 分布:血浆蛋白结合率>99.7% 代谢:经胃肠道酯酶代谢转化 排泄:56.9% 经粪便排泄,0.25%经尿液排泄	半衰期:5.1～10.5 h 吸收:口服后 2～4 h 起效,6～8 h 血药浓度达到峰值,生物利用度15% 分布:血浆蛋白结合率>99% 代谢:经胃肠道吸收后,99%在肝脏被代谢为坎地沙坦 排泄:33%经尿液排出,67%经粪便排泄

第 9 章　原发性醛固酮增多症治疗药物

141

药品名称	奥美沙坦酯 (Olmesartan Medoxomil)	依普沙坦 (Eprosartan)	阿利沙坦酯 (Allisartan Isoproxil)	坎地沙坦酯 (Candesartan Cilexetil)
特殊 患者群体	肝功能异常：无需调整剂量 肾功能不全：无需调整剂量 透析：不能清除 孕妇：禁用 FDA 妊娠分级：D 级 哺乳期妇女：慎用 哺乳期用药分级：L3 级 儿童：不能用于 1 岁以下儿童 老人：无需调整剂量	肝功能异常：无需调整剂量 肾功能不全：无需调整剂量，每日剂量不应超过 600 mg 透析：不能清除 孕妇：禁用 FDA 妊娠分级：D 级 哺乳期妇女：禁用 哺乳期用药分级：L3 级 儿童：不推荐 老人：无需调整剂量	肝功能异常：无需调整剂量 肾功能不全：对肾功能影响小，可酌情减量 透析：不能清除 孕妇：禁用 哺乳期妇女：禁用 儿童：不能用于儿童和 18 岁以下的青少年 老人：无需调整剂量	肝功能异常：从小剂量开始服用，慎重用药；严重肝损害者禁用 肾功能不全：严重肾功能不全应从每次 2 mg，每日 1 次开始服用 透析：不能清除 孕妇：禁用 FDA 妊娠分级：D 级 哺乳期妇女：禁用 哺乳期用药分级：L3 级 儿童：不能用于 1 岁以下儿童 老人：慎用
	对 AT1 受体的亲和力比对 AT2 受体的亲和力大 12 500 多倍，降压强度为 ARB 中最强者	90% 通过胆汁代谢，肾功能不全患者首选	与氯沙坦相比，阿利沙坦酯代谢途径相对简单，不经肝脏代谢，可减轻肝脏负担	降压强度高于氯沙坦和缬沙坦
注意要点	1) 神经血管性水肿病史患者禁用 2) 双侧肾动脉狭窄患者禁用 3) 因急性肾缺血肾小球灌注压不足而引起急性肾损伤（肌酐≥265 μmol/L）慎用 4) 与引起血钾水平升高的药物合用，可致血钾升高，建议监测血钾水平 5) 需注意 ACEI、ARB、CCB 等类药物可升高肾素活性，降低醛固酮，导致 ARR 假阴性，因此，需停用上述药至少 2 周再次进行检测；但如服药时肾素活性＜1 ng/(mL·h)或低于正常检测下限同时合并 ARR 升高，考虑原发性醛固酮增多症可能大，可维持原有药物治疗			

9.4 钙离子拮抗剂类降压药物

表 9 - 6 钙离子拮抗剂(CCB)类降压药物 1

药品名称	硝苯地平(Nifedipine)	非洛地平(Felodipine)	氨氯地平(Amlodipine)	尼卡地平(Nicardipine)
用 途	可用于原发性醛固酮增多症患者的降压治疗,主要适用于老年人、左心室肥厚、颈动脉内中膜增厚、稳定性冠心病、脑血管疾病患者			
作用机制	竞争性阻断电压敏感的钙通道,阻滞钙离子跨膜进入心肌细胞、冠状动脉以及外周阻力血管的平滑肌细胞。抗高血压作用的机制是直接松弛血管平滑肌、降低血压。有些药物也抑制细胞兴奋收缩偶联中钙离子的作用,通过作用于心肌细胞、窦房结和房室结细胞,抑制心肌收缩、减慢心率和传导			
用法用量	口服 控释片:每次 30～60 mg,每日 1 次	口服 缓释片:每次 5～10 mg,每日 1 次	口服,每次 5～10 mg,每日 1 次	口服,每次 40 mg,每日 2 次
药代动力学	半衰期:1.7～3.4 h 吸收:首过效应明显,即释型硝苯地平胶囊的生物利用度为 45％～56％。6～12 h 血药浓度达到峰值 分布:血浆蛋白结合率约 95％ 代谢:经肠壁、肝脏代谢,通过氧化作用代谢 排泄:80％经尿液排出,20％经粪便排出	半衰期:α 相 2.5～3 h,β 相 5 h 吸收:广泛首过代谢,生物利用度约为 20％,血药浓度达到峰值时间为 2.5～5 h 分布:血浆蛋白结合率约 99％,表观分布容积约为 10 L/kg 代谢:经肝脏代谢,通过 CYP3A4 代谢 排泄:70％经尿液排出,10％经粪便排泄	半衰期:35～50 h 吸收:给药后 6～12 h 血药浓度达到峰值,绝对生物利用度为 64％～80％,不受食物的影响 分布:血浆蛋白结合率约为 97.5％,表观分布容积约为 21 L/kg 代谢:经肝脏代谢 排泄:10％的原药和 60％的代谢物经尿液排出	半衰期:7.6 h 吸收:首过效应明显,生物利用度 35％,0.5～2 h(平均 1 h)血药浓度达到峰值 分布:血浆蛋白结合率高(＞95％) 代谢:经肝脏代谢,通过 CYP3A4 代谢 排泄:60％经尿液排出,35％经粪便排出

药品名称	硝苯地平(Nifedipine)	非洛地平(Felodipine)	氨氯地平(Amlodipine)	尼卡地平(Nicardipine)
特殊患者群体	肝功能异常：剂量应减小 肾功能不全：剂量应减小 透析：不能清除 孕妇：<20周，禁用；≥20周，慎用 FDA妊娠分级：C级 哺乳期妇女：禁用(暂停哺乳) 哺乳期用药分级：L2级 儿童：现有资料尚未记载，不建议使用 老人：慎用，小剂量开始	肝功能异常：轻、中度，小剂量每日2.5 mg起始；严重肝损害，慎用 肾功能不全：严重肾功能损害患者慎用 透析：不能清除 孕妇：禁用 FDA妊娠分级：C级 哺乳期妇女：禁用 哺乳期用药分级：L3级 儿童：经验有限，建议谨慎使用 老人：>65岁，小剂量(2.5 mg)起始	肝功能异常：低剂量起始(每日2.5 mg)，缓慢增量 肾功能不全：无需调整剂量 透析：不能清除 孕妇：必要时方可用 FDA妊娠分级：C级 哺乳期妇女：暂停哺乳 哺乳期用药分级：L3级 儿童：<6岁，现有资料尚未记载；6～17岁，2.5～5 mg，每日1次 老人：可用正常剂量。开始宜使用较小剂量，再渐增量	肝功能异常：低剂量(20 mg，每日2次)起始 肾功能不全：慎用 透析：不能清除 孕妇：慎用 FDA妊娠分级：C级 哺乳期妇女：暂停哺乳 哺乳期用药分级：L2级 儿童：现有资料尚未记载，建议谨慎使用 老人：从低剂量开始
注意要点	1) 控释片不可掰开、不可碾碎使用 2) 控释片空壳会随粪便排出体外 3) 严重低血压慎用 4) 服用硝苯地平时，避免食用葡萄柚或葡萄柚汁 5) 还可用于冠心病：慢性稳定型心绞痛(劳累性心绞痛)	1) 用药过量可采取洗胃或予以活性炭，并予以对症支持治疗 2) 钙通道阻滞剂与克拉霉素可能发生药物相互作用引起急性肾损伤 3) 还可用于治疗稳定性心绞痛	1) 重度肝功能不全者应缓慢增量 2) 钙通道阻滞剂与克拉霉素可能发生药物相互作用引起急性肾损伤 3) 还可用于治疗冠心病：慢性稳定型心绞痛、血管痉挛性心绞痛或变异型心绞痛、经血管造影证实的心绞痛	1) 应充分监测血压、心搏率等情况，高血压急症患者应逐渐减量，停药后仍应细心观察血压 2) 还可用于治疗劳累性心绞痛

表 9-7 钙离子拮抗剂(CCB)类降压药物 2

药品名称	尼群地平(Nitrendipine)	贝尼地平(Benidipine)	维拉帕米(Verapamil)	地尔硫卓(Diltiazem)
用 途	可用于原发性醛固酮增多症患者的降压治疗,主要适用于老年人、左心室肥厚、颈动脉内中膜增厚、稳定性冠心病、脑血管疾病患者		可用于原发性醛固酮增多症患者的降压治疗	
作用机制	钙离子通过钙通道进入细胞内,参与细胞跨膜信号传导过程,介导兴奋-收缩耦联和兴奋-分泌偶联,调节血管平滑肌的收缩。一旦细胞内钙超载,将导致高血压等病理、生理过程,CCB可阻断这些病理过程,发挥舒张血管和降压作用。根据与钙通道亚型亲和力不同,可分为L型(所有CCB)、L/N型或L/T型、L/N/T型(贝尼地平为三通道阻滞剂)钙通道阻滞剂		非二氢吡啶类:包括苯烷胺类(如维拉帕米)和苯噻嗪类(如地尔硫卓),其扩张血管的强度弱于二氢吡啶类CCB;还可抑制窦房结和房室结处的钙通道,对心脏具有负性变时,负性传导和负性变力作用;并具有降低交感神经活性的作用	
用法用量	口服,每次10~20 mg,每日1~2次	口服,每次2~8 mg,每日1次	口服,每次2片(80 mg),每日3次。最大使用剂量达每日9~12片(360~480 mg)	口服 片剂:每次30~60 mg(1~2片),每日3~4次,每日剂量不超过360 mg 缓释胶囊:每次1粒,每日1~2次,每日剂量不超过360 mg,分次服用
药代动力学	半衰期:2 h 吸收:有首过效应,口服后约1.5 h血药浓度达到峰值。生物利用度约30% 分布:血浆蛋白结合率98% 代谢:经肝脏代谢 排泄:70%经尿液排出,8%经粪便排泄	半衰期:0.9~1.7 h 吸收:约1 h血药浓度达到峰值 分布:血浆蛋白结合率75%~76% 代谢:经肝脏代谢,通过CYP3A4代谢 排泄:36%经尿液排出,59%经粪便排出	半衰期:3~7 h 吸收:90%~92%被小肠吸收。首过代谢明显,单次用药生物利用度仅22%,重复用药生物利用度提高1.5~2倍 分布:血浆蛋白结合率约为90% 代谢:经肝脏代谢 排泄:3%~4%为原型药物,约有16%的药物通过粪便排泄	半衰期:5~7 h 吸收:口服吸收达92%,首过效应明显,生物利用度为40%,6~11 h血药浓度达到峰值 分布:血浆蛋白结合率70%~80% 代谢:经肝脏代谢 排泄:肾脏和胆汁排泄,仅2%~4%原药由尿液排出

药品名称	尼群地平（Nitrendipine）	贝尼地平（Benidipine）	维拉帕米（Verapamil）	地尔硫卓（Diltiazem）
特殊患者群体	肝功能异常：慎用，以每日10 mg起始 肾功能不全：可按常用量或略减小 透析：不能清除 孕妇：禁用 FDA妊娠分级：C级 哺乳期妇女：禁用 哺乳期用药分级：L2级 儿童：现有资料尚未记载，不建议使用 老人：宜适当减少剂量	肝功能异常：严重肝功能不全者慎用 肾功能不全：无需调整剂量 透析：不能清除 孕妇：禁用 哺乳期妇女：禁用（暂停哺乳） 儿童：现有资料尚未记载，不建议使用 老人：从小剂量（每日2 mg）开始	肝功能异常：慎用；严重肝功能不全，只需服用正常剂量的30% 肾功能不全：慎用 透析：不能清除 孕妇：妊娠首6个月及末3个月，禁用 FDA妊娠分级：C级 哺乳期妇女：暂停哺乳 哺乳期用药分级：L2级 儿童：现有资料尚未记载，不建议使用 老人：从小剂量开始服用	肝功能异常：慎用 肾功能不全：慎用 孕妇：须权衡利弊，慎用 FDA妊娠分级：C级 哺乳期妇女：暂停哺乳 哺乳期用药分级：L3级 儿童：现有资料尚未记载，不建议使用 老人：起始剂量减半
注意要点	1）服药期间需定期监测心电图 2）严重主动脉瓣狭窄患者禁用	1）偶可引起眩晕，高空作业、驾驶机动车及操作机器工作者应予以注意 2）停用药品时，应逐渐减量并注意观察，不可自行停药 3）药物具有降压、抗心绞痛、维持肾功能作用	1）避免突然停药 2）FDA通报警惕辛伐他汀与维拉帕米联合用药时，辛伐他汀剂量不应超过20 mg 3）可用于治疗心绞痛、心律失常	1）心力衰竭伴左室功能减退者应慎用 2）突然停用可能加重心绞痛 3）FDA通报警惕辛伐他汀与地尔硫卓联合用药，辛伐他汀剂量不应超过40 mg 4）长期用药应定期监测肝肾功能

9.5 β受体阻滞剂类降压药物(兼具α受体阻滞剂作用)

表 9-8 β受体阻滞剂(兼具α受体阻滞剂作用)类降压药物

药品名称	阿罗洛尔(Arotinolol)	卡维地洛(Carvedilol)	拉贝洛尔(Labetalol)
用　　途	可用于原发性醛固酮增多症患者的降压治疗		
作用机制	可阻断 α_1 和 β 受体,除了具有 β 受体的作用,其 α_1 受体阻滞作用可使外周血管扩张,同时防止反射性交感神经张力增加。其降压作用在低剂量时主要为 β 受体阻滞所致,高剂量时则主要为 α_1 受体阻滞所致。除了协同降压,其不良反应可因同时阻滞另一受体而减轻,例如抑制反射性心动过速,具有剂量小、不良反应小,不影响脂代谢的优势。拉贝洛尔的 α_1 受体和非选择性 β 受体拮抗作用之比约为 1:7(口服)和 1:3(静脉),阿罗洛尔的这个比值为 1:8,卡维地洛的这个比值为 1:10		
用法用量	口服 原发性高血压(轻至中度)、心绞痛、心动过速性心律失常:每次 10~15 mg,每日 2 次	口服,每次 6.25~25 mg,每日 2 次	口服,每次 100 mg,每日 2~3 次,2~3 日后根据需要加量。常用维持量为每次 200~400 mg,每日 2 次,饭后服,极量为每日 2 400 mg
药代动力学	半衰期:10 h 吸收:无首过效应,生物利用度约 85% 分布:血浆蛋白结合率为 91% 代谢:经肝脏、肾脏代谢 排泄:84%经粪便排出,4%~6%经尿液排出	半衰期:6~10 h 吸收:首过效应为 60%~75%,大约在 1 h 血药浓度达到峰值,生物利用度 25% 分布:血浆蛋白结合率 98%~99%,分布容积大约为 2 L/kg,肝硬化患者分布容积增加 代谢:经肝脏代谢 排泄:69%经粪便排出,少部分经尿液排出	半衰期:6~8 h 吸收:60%~90%被胃肠道吸收,绝对生物利用度为 25%,长期用药生物利用度可增加至 70%,服药后 1~2 h 血药浓度达到峰值 分布:血浆蛋白结合率约 50% 代谢:大部分经肝脏代谢 排泄:50%经粪便排出,55%~60%原型药物和代谢产物由尿液排出

药品名称	阿罗洛尔(Arotinolol)	卡维地洛(Carvedilol)	拉贝洛尔(Labetalol)
特殊患者群体	肝功能异常：严重肝功能障碍患者慎用 肾功能不全：严重肾功能障碍患者慎用 透析：不能清除 孕妇：禁用 哺乳期妇女：不宜使用 儿童：现有资料尚未记载，不建议使用 老人：从小剂量(每次 5 mg)开始	肝功能异常：严重肝功能损伤患者禁用 肾功能不全：视情况调整 透析：不能清除 孕妇：权衡利弊使用，慎用 FDA 妊娠分级：C 级 哺乳期妇女：停药或停止哺乳 哺乳期用药分级：L3 级 儿童：现有资料尚未记载，不建议使用 老人：初始剂量每次 12.5 mg，每日 1 次，若效果不好，可间隔至少 2 周后将剂量增加至每日 50 mg，每日 1 次或分次服用	肝功能异常：慎用 肾功能不全：慎用 透析：不能清除 孕妇：可用 FDA 妊娠分级：C 级 哺乳期妇女：慎用 哺乳期用药分级：L2 级 儿童：现有资料尚未记载，不建议使用 老人：可适当减少用药剂量
注意要点	1) 定期进行心功能检查，尤其在出现心动过缓和低血压时，须减量或停药 2) 停药时须缓慢减量 3) 可能会出现眩晕、站立不稳，在驾驶汽车或操作机械时予注意 4) 适用于轻、中度原发性高血压、心绞痛、心动过速性心律失常以及原发性震颤	1) 充血性心力衰竭患者必须饭中服用 2) 用药期间，避免佩戴隐形眼镜，以免引起眼睛不适 3) 不可突然停药 4) 可能会出现眩晕、站立不稳，在驾驶汽车或操作机械时须注意 5) 适用于原发性高血压、充血性心力衰竭患者	1) 饭后服用 2) 不可突然停药，应逐渐减量 3) 适用于妊娠期高血压、高血压急症、高血压脑病、术后高血压等患者

9.6 α受体阻滞剂和其他降压药物

表 9-9　选择性 α_1 受体阻滞剂类降压药物

药品名称	哌唑嗪(Prazosin)	特拉唑嗪(Terazosin)	多沙唑嗪(Doxazosin)	乌拉地尔(Urapidil)
用　途	用于原发性醛固酮增多症患者的降压治疗,一般不作为治疗高血压的一线药物,但可用于糖尿病、周围血管病、哮喘及高脂血症的高血压患者			
作用机制	高选择性阻断血管平滑肌上的 α_1 受体,使血管舒张,不阻断去甲肾上腺素能神经突触前膜的 α_2 受体,因而减少了心动过速的发生;能使膀胱颈部及前列腺体部平滑肌松弛,降低前列腺及尿道张力,可缓解早期前列腺增生患者的症状。乌拉地尔还可通过兴奋 5-羟色胺 1A 受体,调整循环中枢的活性,防止因交感神经反射引起的血压升高及心率加快			
用法用量	口服,每次 0.5～1 mg,初始每日 2～3 次,可逐渐增量至每日 6～15 mg,每日分 2～3 次服用	口服,初始每次 1 mg,每日 1 次,1～2 周后剂量可加倍。维持剂量为每次 2～10 mg,每日 1 次	口服 片剂:起始每次 1 mg,每日 1 次,维持量 1～8 mg;国外临床使用的最大剂量为每日 16 mg 缓释片:每次 4 mg,每日 1 次,最大剂量为每日 8 mg	口服,起始剂量每日 30 mg,维持剂量每日 2 次,每日 60 mg或 120 mg 注射液:静脉注射,10～50 mg,可重复静脉滴注,最大药物浓度为 4 mg/mL
药代动力学	半衰期:2～3 h 吸收:生物利用度 50%～85%。血药浓度达到峰值时间为 1～3 h 分布:血浆蛋白结合率高达 97% 代谢:经肝脏代谢 排泄:胆汁与粪便排泄,肾脏排出不足 1%	半衰期:12 h 吸收:原型药物血药浓度峰值出现在给药后 1 h 左右 分布:具有较高的血浆蛋白结合率(90%～94%) 代谢:经肝脏代谢 排泄:40%经尿液排泄,60%经粪便排出	半衰期:19～22 h 吸收:服药后 8～9 h 血药浓度达到峰值。与普通片相比,多沙唑嗪缓释片的相对生物利用度大于 54% 分布:血浆蛋白结合率约为 98% 代谢:经肝脏代谢,大部分通过 CYP3A4/2D6/2C19 代谢 排泄:63%经粪便排泄,9%的原形药经肾脏排泄	半衰期:1.8～3.9 h 吸收:口服生物利用度约 72%。4～6 h 血药浓度达到峰值 分布:在体内分布呈二室模型。表观分布容积 0.8(0.6～1.2)L/kg,血浆蛋白结合率 80% 代谢:经肝脏代谢 排泄:50%～70%通过肾脏排泄,其余由胆道排出

药品名称	哌唑嗪(Prazosin)	特拉唑嗪(Terazosin)	多沙唑嗪(Doxazosin)	乌拉地尔(Urapidil)
特殊患者群体	肝功能异常：减小剂量 肾功能不全：减小剂量,起始剂量1 mg,每日2次 透析：不能清除 孕妇：可用 FDA妊娠分级：C级 哺乳期妇女：可用 哺乳期用药分级：L3级 儿童：7岁以下,每次0.25 mg,每日2～3次;7～12岁,每次0.5 mg,每日2～3次 老人：肾功能降低时剂量需减小	肝功能异常：慎用 肾功能不全：无需调整剂量 透析：不能清除 孕妇：禁用 FDA妊娠分级：C级 哺乳期妇女：暂停哺乳 哺乳期用药分级：L4级 儿童：现有资料尚未记载,不推荐使用 老人：无需调整剂量	肝功能异常：慎用 肾功能不全：无需调整剂量 透析：不能清除 孕妇：必要时可用,慎用 FDA妊娠分级：C级 哺乳期妇女：慎用 哺乳期用药分级：L3级 儿童：现有资料尚未记载,不推荐使用 老人：无需调整剂量	肝功能异常：严重肝损害患者慎用 肾功能不全：无需调整剂量 孕妇：只有必要时方可用 哺乳期妇女：禁用 儿童：现有资料尚未记载,不推荐使用 老人：慎用
注意要点	1) 宜睡前服用,建议在卧床时给药,不做快速起立动作,以免发生体位性低血压反应 2) 不宜突然停药 3) 服药期间避免饮酒	1) 宜睡前服用 2) 服药期间避免饮酒 3) 易发生直立性低血压 4) 可用于治疗良性前列腺增生	1) 常释制剂：初期宜随早餐服用 2) 避免高危作业 3) 可引起阴茎异常勃起 4) 易出现体位性低血压 5) 缓释制剂：整片吞服,不可咀嚼或掰开 6) 可用于治疗良性前列腺增生	1) 适用于治疗高血压危象,重度、极重度、难治性高血压,围手术期高血压等 2) 静脉给药时患者应取卧位 3) 治疗时间一般不超过7日 4) 不能与碱性液体混合,因其酸性性质可能引起溶液混浊或絮状物形成

表 9-10 中枢 α_2 受体激动剂和其他降压药物

药品名称	甲基多巴(Methyldopa)	可乐定(Clonidine)	利血平(Reserpine)	肼屈嗪(Hdralzine)
用途	可用于原发性醛固酮增多症患者的降压治疗			
作用机制	第一代中枢性非选择性交感神经抑制剂,主要通过兴奋延髓心血管中枢 α_2 受体,抑制中枢神经系统发放交感神经冲动,使心率减慢、血管平滑肌舒张,发挥降压作用;因具有降低压力感受器活性的作用,可引起体位性低血压	通过耗竭或减少周围交感神经末梢的去甲肾上腺素,减少交感神经冲动传递,抑制去甲肾上腺素能神经作用,降低外周血管阻力,并能消耗脑内儿茶酚胺,从而发挥降压作用	直接扩张小动脉,降低外周血管阻力,增快心输出量和肾血流量,有反射性激活交感神经的作用。长期应用可致肾素分泌增加,醛固酮增加,水钠潴留而降低效果
用法用量	口服,每次 250 mg,每日 2～3 次,隔 2 日调整剂量 1 次。维持量每日 0.5～2g,每日分 2～4 次服用,最大剂量不宜超过每日 3 g	口服,片剂:起始每日 2 次,剂量 0.1 mg;可逐渐增量,维持剂量 0.3～0.9 mg,分 2～4 次服 静脉滴注,注射剂:每次 0.15 mg,每日不超 0.75 mg	口服,片剂:每次 0.1～0.25 mg,每日 1 次;极量不超过每次 0.5 mg,每日 1 次 肌内注射,注射液:初始肌内注射 0.5～1 mg,可按需每 4～6 h,肌内注射 0.4～0.6 mg	口服,每次 10 mg,每日 4 次;最大剂量不超过每日 300 mg
药代动力学	半衰期:约 1.7 h,无尿时为 3.6 h 吸收:口服吸收约 50%,单次口服后 4～6 h 降压作用达高峰;多次口服后 2～3 日达作用高峰,并持续至停药后 24～48 h 分布:与血浆蛋白结合率不到 20% 代谢:经肝脏代谢 排泄:70%以原型和少量代谢物的形式经尿排泄	半衰期:12～16 h 吸收:口服后 70%～80%吸收。3～5 h 血药浓度达到峰值 分布:蛋白结合率为 20%～40%。表观分布容积为(2.1±0.4)L/kg 代谢:经肝脏代谢 排泄:0～60%以原型经肾脏排泄,20%经肝肠循环由胆汁排出	半衰期:分布相半衰期和消除相半衰期分别为 4.5 h 和 45～168 h,严重肾衰竭(无尿)者可达 87～323 h 吸收:从胃肠道吸收,生物利用度为 30%～50%。给药后 2～4 h 血药浓度达到峰值 分布:血浆蛋白结合率高达 96% 代谢:经肝脏代谢 排泄:约 8%的药物以代谢物的形式从尿液中排出,60%则主要以原型从粪便排出	半衰期:3～7 h,肾功能衰竭时延长 吸收:口服吸收达 90%,1～2 h 血药浓度达到峰值,但生物利用度较低,为 30%～50% 分布:血浆蛋白结合率 87% 代谢:经肝脏代谢 排泄:经肾排出,2%～4%为原型

第 9 章　原发性醛固酮增多症治疗药物

药品名称	甲基多巴(Methyldopa)	可乐定(Clonidine)	利血平(Reserpine)	肼屈嗪(Hdralzine)
特殊患者群体	肝功能异常:肝功能障碍者禁用 肾功能不全:慎用 透析:可清除 孕妇:只有必要时方可用 FDA 妊娠分级:B 级 哺乳期妇女:慎用 哺乳期用药分级:L2 级 儿童:每日 10 mg/kg,或按体表面积给药,每日 2～4 次。最大剂量不超过 65 mg/(kg·d)或每日 3 g 老人:肾功能较差者,须酌减药量	肾功能不全:慎用 透析:可清除 孕妇:只有必要时方可用 FDA 妊娠分级:C 级 哺乳期妇女:只有必要时方可用 哺乳期用药分级:L3 级 儿童:现有资料尚未记载,不推荐使用 老人:肾功能较差者,酌减药量	肾功能不全:慎用 透析:不能清除 孕妇:只有必要时方可用 FDA 妊娠分级:C 级 哺乳期妇女:慎用 哺乳期用药分级:L4 级 儿童:片剂,每日按体重 0.005～0.02 mg/kg 或体表面积 0.15～0.6 mg/m² 给药,每日 1～2 次 老人:根据情况减量慎用	肾功能不全:严重肾功能障碍者禁用 透析:可清除 孕妇:可用 FDA 妊娠分级:C 级 哺乳期妇女:慎用 哺乳期用药分级:L2 级 儿童:儿童按体重 750 μg/kg 或按体表面积 25 mg/m²,每日 2～4 次。最大量为 7.5 mg/kg 或每日 300 mg 老人:肾功能较差者,须酌减药量
注意要点	1) 高空作业、驾驶机动车及操作机器工作者应予以注意 2) 不可突然停药 3) 可能会引起下肢浮肿 4) 用药后前 2～3 个月,定期检查肝功能	1) 每日末次服药宜在睡前 2) 注意防止体位性低血压 3) 口服治疗:治疗高血压不作为一线用药,还可用于治疗高血压急症、偏头痛、绝经期潮热、痛经及戒绝阿片瘾毒症状	1) 治疗期间可能发生焦虑、抑郁以及精神病。有抑郁症史的患者用药需非常慎重,并警惕自杀的可能性 2) 用于治疗高血压,但不作为一线用药	1) 不宜单独应用 2) 食物可增加生物利用度,故宜在餐后服用 3) 可用于治疗心力衰竭

（万　旭　王　馨　余年喜　李明明　朱　茂　刘彦儒）

参 考 文 献

［1］ 中华医学会糖尿病学分会.中国 2 型糖尿病防治指南(2020 年版)[J].中华糖尿病杂志,2021,4：315 - 409.

［2］ American Diabetes Association. Standards of Medical Care in Diabetes-2023[J]. Diabetes Care, 2023, 46 (Suppl 1)：S1 - S291.

［3］ 中国老年 2 型糖尿病防治临床指南编写组,中国老年医学学会老年内分泌代谢分会.中国老年 2 型糖尿病防治临床指南(2022 年版)[J].中华内科杂志,2022,1：12 - 50.

［4］ 中华医学会,中华医学会临床药学分会,中华医学会全科医学分会,等.2 型糖尿病基层合理用药指南[J].中华全科医师杂志,2021,6：615 - 630.

［5］ 中华医学会《中华全科医师杂志》编辑委员会,《基层 2 型糖尿病胰岛素应用专家共识》编写专家组.基层 2 型糖尿病胰岛素应用专家共识[J].中华全科医师杂志,2021,7：726 - 736.

［6］ 中华医学会糖尿病学分会,中国医师协会内分泌代谢科医师分会,中华医学会内分泌学分会,等.中国 1 型糖尿病诊治指南(2021 版)[J].中华糖尿病杂志,2022,11：1143 - 1250.

［7］ 中华医学会妇产科学分会产科学组,中华医学会围产医学分会,中国妇幼保健协会妊娠合并糖尿病专业委员会.妊娠期高血糖诊治指南(2022)[J].中华妇产科杂志,2022,1：3 - 12.

［8］ 中华医学会内分泌分会.中国成人 2 型糖尿病口服降糖药联合治疗专家共识[J].中华内分泌代谢杂志,2019,3：190 - 199.

［9］ 中华医学会糖尿病学分会,国家基层糖尿病防治管理办公室.国家基层糖尿病防治管理指南(2022)[J].中华内科杂志,2022,3：249 - 262.

［10］ 中国心力衰竭中心联盟专家委员会.心力衰竭 SGLT2 抑制剂临床应用的中国专家共识[J].临床心血管病杂志,2022,38(8)：599 - 605.

［11］ 中华医学会内分泌分会,中华医学会糖尿病学分会.胰高血糖素样肽-1(GLP-1)受体激动剂用于治疗 2 型糖尿病的临床专家共识[J].中华内科杂志,2020,11,59(11)：836 - 846.

［12］ Yki-Järvinen H. Thiazolidinediones[J]. N Engl J Med, 2004，351(11)：1106 - 1118.

［13］ 中华医学会糖尿病学分会神经并发症学组.糖尿病神经病变诊治专家共识(2021 年版)[J].中华糖尿病杂志,2021,6：540 - 557.

［14］ 中国微循环学会糖尿病与微循环专业委员会.糖尿病微循环障碍临床用药专家共识(2021 年版)[J].中国医学前沿杂志(电子版),2021,4：

49－57.

［15］谷涌泉.中国糖尿病足诊治指南［J］.中国临床医生杂志,2020,1：19－27.

［16］中华医学会糖尿病学分会,中华医学会感染病学分会,中华医学会组织修复与再生分会.中国糖尿病足防治指南(2019 版)(Ⅱ)［J］.中华糖尿病杂志,2019,3：161－189.

［17］广东省药学会.超药品说明书用药目录(2022 版)［Z］.2022.

［18］中华医学会糖尿病学分会.糖尿病肾脏疾病临床诊疗中国指南［J］.中华肾脏病杂志,2021,3：255－304.

［19］《非奈利酮在糖尿病合并慢性肾脏病患者中应用的中国专家共识(2023 版)》专家组.非奈利酮在糖尿病合并慢性肾脏病患者中应用的中国专家共识(2023 版)［J］.中华肾脏病杂志,2023,10：800－808.

［20］《中华内科杂志》编辑委员会,盐皮质激素受体拮抗剂临床应用共识专家组.盐皮质激素受体拮抗剂临床应用多学科中国专家共识(2022)［J］.中华内科杂志,2022,9：981－999.

［21］ElSayed NA, Aleppo G, Aroda VR, et al. 11. Chronic Kidney Disease and Risk Management：Standards of Care in Diabetes-2023［J］. Diabetes Care, 2023, 46 Suppl 1：S191－S202.

［22］Kidney Disease：Improving Global Outcomes (KDIGO) Diabetes Work Group. KDIGO 2022 Clinical Practice Guideline for Diabetes Management in Chronic Kidney Disease［J］. Kidney Int, 2022, 102(5S)：S1－S127.

［23］中华医学会,中华医学会杂志社,中华医学会全科医学分会,等.甲状腺功能亢进症基层诊疗指南(2019 年)［J］.中华全科医师杂志,2019,18(12)：1118－1128.

［24］中华医学会内分泌学分会,中国医师协会内分泌代谢科医师分会,中华医学会核医学分会,等.中国甲状腺功能亢进症和其他原因所致甲状腺毒症诊治指南［J］.中华内分泌代谢杂志,2022,38(8)：700－748.

［25］Ross DS, Burch HB, Cooper DS, et al. 2016 American Thyroid Association Guidelines for Diagnosis and Management of Hyperthyroidism and Other Causes of Thyrotoxicosis［J］. Thyroid, 2016, 26(10)：1343－1421.

［26］中华医学会,中华医学会临床药学分会.甲状腺功能减退症基层合理用药指南［J］.中华全科医师杂志,2021,20(5)：3.

［27］中华医学会内分泌学分会.成人甲状腺功能减退症诊治指南［J］.中华内分泌代谢杂志,2017,33(2)：14.

［28］中华医学会内分泌学分会,中国内分泌代谢病专科联盟.糖皮质激素类药物临床应用指导原则(2023 版)［J］.中华内分泌代谢杂志,2023,39(4)：289－296.

［29］陈世财,纪智礼.基层合理用药指导丛书糖皮质激素类药物合理应用手册［M］.北京：人民卫生出版社,2021.

［30］中国医师协会肾脏内科医师分会.中国肾脏疾病高尿酸血症诊治的实践指南(2017 版)［J］.中华医学杂志,2017,97(25)：1927－1936.

［31］中华医学会内分泌学分会.中国高尿酸血症与痛风诊疗指南(2019)［J］.中华内分泌代谢杂志,2020,36(1)：1－13.

［32］中华医学会风湿病学分会.2016 中国痛风诊疗指南［J］.浙江医学,2017,39(21)：1823－1832.

［33］中国医师协会肾脏内科医师分会.中国肾脏疾病高尿酸血症诊治的实践指南(2017 版)［J］.中华医学杂志,2017,97(25)：1927－1936.

［34］中华医学会内分泌学分会.中国高尿酸血症与痛风诊疗指南(2019)［J］.中华内分泌代谢杂志,2020,36(1)：1－13.

［35］中华医学会风湿病学分会.2016 中国痛风诊疗指南［J］.浙江医学,2017,39(21)：1823－1832.

［36］中华医学会内分泌学分会,中国内分泌代谢病专科联盟.糖皮质激素类药物临床应用指导原则(2023 版)［J］.中华内分泌代谢杂志,2023,39(4)：289－296.

［37］陈世财,纪智礼.基层合理用药指导丛书糖皮质激素类药物合理应用手册［M］.北京：人民卫生出版社,2021.

［38］中华医学会内分泌学分会,中国内分泌代谢病专科联盟.糖皮质激素类药物临床应用指导原则(2023 版)［J］.中华内分泌代谢杂志,2023,39(4)：289－296.

［39］中华医学会内分泌学分会,中国医师协会内分泌代谢科医师分会,中华医学会核医学分会,等.中国甲状腺功能亢进症和其他原因所致甲状腺毒症诊治指南［J］.国际内分泌代谢杂志,2022,42(5)：401－450.

［40］中华医学会眼科学分会眼整形眼眶病学组,中华医学会内分泌学分会甲状腺学组.中国甲状腺相关眼病诊断和治疗指南(2022 年)［J］.中华眼科杂志,2022,58(9)：646－668.

［41］中华医学会,中华医学会临床药学分会,中华医学会杂志社,等.痛风基层合理用药指南［J］.中华全科医师杂志,2021,20(6)：631－638.

［42］中华医学会内分泌学分会.原发性醛固酮增多症诊断治疗的专家共识(2020 版)［J］.中华内分泌代谢杂志,2020,36(9)：727－736.

［43］中华医学会神经病学分会,中华医学会神经病学分会睡眠障碍学组.中国成人失眠诊断与治疗指南［J］.中华神经科杂志,2018,51(5)：324－335.

［44］中华医学会神经病学分会,中华医学会神经病学分会睡眠障碍学组,中华医学会神经病学分会神经心理与行为神经病学学组.中国成人失眠伴抑郁焦虑诊治专家共识［J］.中华神经科杂志,2020,53(8)：564－574.

［45］中华医学会骨质疏松和骨矿盐疾病分会.原发性骨质疏松症诊疗指南(2022)［J］.中国全科医学,2023,26(14)：1671－1691.

［46］中华医学会骨质疏松和骨矿盐疾病分会.原发性骨质疏松症诊疗指南(2017)［J］.中国骨质疏松杂志,2019(3)：29.

［47］中华医学会.原发性骨质疏松症基层诊疗指南(2019 年)［J］.中华全科医师杂志,2020,19(4)：304－315.

［48］中国老年学和老年医学学会骨质疏松分会,中国医疗保健国际交流促进会骨质疏松病学分会.中国老年骨质疏松症诊疗指南(2023)［J］.中华骨与关节外科杂志,2023,16(10)：865－885.

［49］中国老年学和老年医学学会骨质疏松分会.中国老年骨质疏松症诊疗指南(2018)［J］.中国骨质疏松杂志,2018,24(12)：25.

［50］中华医学会,中华医学会临床药学分会,中华医学会杂志社,等.骨质疏松症基层合理用药指南［J］.中华全科医师杂志,2021,20(5)：7.

［51］中国老年学和老年医学学会骨质疏松分会妇产科专家委员会与围绝经期骨质疏松防控培训部.围绝经期和绝经后妇女骨质疏松防治专家

共识(2020 年)[J].中国临床医师杂志,2020,48(8)：903－908.

[52] 中国健康促进基金会基层医疗机构骨质疏松症诊断与治疗专家共识委员会.基层医疗机构骨质疏松症诊断和治疗专家共识(2021)[J].中国骨质疏松杂志,2021,27(7)：937－944.

[53] 中华医学会妇产科学分会绝经学组.中国绝经管理与绝经激素治疗指南 2023 版[J].中华妇产科杂志,2023,58(1)：4－21.

[54] 中华医学会妇产科学分会绝经学组.中国绝经管理与绝经激素治疗指南(2018)[J].协和医学杂志,2018,9(6)：512－525.

[55] 卫生部合理用药专家委员会.中国医师药师临床用药指南[M].2 版.重庆：重庆出版社,2014.

[56] 中国慢性肾脏病患者合并高尿酸血症诊治共识专家组.中国慢性肾脏病患者合并高尿酸血症诊治专家共识[J].中华肾脏病杂志,2017,33(6)：463－469.

[57] 中国医师协会肾脏内科医师分会.中国肾脏疾病高尿酸血症诊治的实践指南(2017 版)[J].中华医学杂志,2017,97(25)：1927－1936.

[58] 中华医学会内分泌学分会.中国高尿酸血症与痛风诊疗指南(2019)[J].中华内分泌代谢杂志,2020,36(1)：1－13.

[59] 中华医学会风湿病学分会.2016 中国痛风诊疗指南[J].浙江医学,2017,39(21)：1823－1832.

[60] 中华医学会内分泌学分会.高尿酸血症和痛风治疗的中国专家共识[J].中华内分泌代谢杂志,2013,29(11)：913－920.

[61] 方宁远,吕力为,吕晓希,等.中国高尿酸血症相关疾病诊疗多学科专家共识(2023 年版)[J].中国实用内科杂志,2023,43(6)：461－480.

[62] 中国卒中学会重症脑血管病分会专家撰写组.急性缺血性脑卒中血管内治疗术后监护与管理中国专家共识[J].中华医学杂志,2017,97(3)：162－172.

[63] 国家药典委员会.中华人民共和国药典临床用药须知：化学药和生物制品卷(2010 年版)[M].北京：中国医药科技出版社,2011.

[64] 血脂异常老年人使用他汀类药物中国专家共识组.血脂异常老年人使用他汀类药物中国专家共识[J].中华内科杂志,2015,54(5)：467－477.

[65] 国家卫生计生委合理用药专家委员会.心力衰竭合理用药指南[J].2 版.中国医学前沿杂志,2019,11(7)：1－78.

[66] 中华医学会心血管病学分会高血压学组.2011 利尿剂治疗高血压的中国专家共识[J].中华高血压杂志,2011,19(3)：214－222.

[67] 中华医学会内分泌学分会.原发性醛固酮增多症诊断治疗的专家共识(2020 版)[J].中华内分泌代谢杂志,2020,36(9)：727－736.

[68] 中国老年医学学会高血压分会.中国老年高血压管理指南(2023 版)[J].中华高血压杂志,2023,31(6)：508－538.

[69] 中华医学会肾脏病学分会.中国慢性肾脏病患者高血压管理指南(2023 版)[J].中华肾脏病杂志,2023,39(1)：48－80.

[70] 中华医学会心血管病学分会.中国继发性高血压临床筛查多学科专家共识(2023 版)[J].心脑血管病防治,2023,23(1)：1－24.

[71] 中华医学会,中华医学会临床药学分会.慢性心力衰竭基层合理用药指南(2019 年)[J].中华全科医师杂志,2021,20(1)：42－49.

[72] Kidney Disease：Improving Global Outcomes（KDIGO）Diabetes Work Group. KDIGO 2022 Clinical Practice Guideline for Diabetes Management in Chronic Kidney Disease[J]. Kidney Int，2022，102(5S)：S1－S127.

[73] 中华医学会内分泌学分会.原发性醛固酮增多症诊断治疗的专家共识(2020 版)[J].中华内分泌代谢杂志,2020,36(9)：727 - 736.

[74] 中华医学会妇产科学分会妊娠期高血压疾病学组.妊娠期高血压疾病诊治指南(2020)[J].中华妇产科杂志,2020,55(4)：227 - 238.

[75] Wurzner G，Gerster JC，Chiolero A，et al. Comparative Effects of Losartan and Irbesartan on Serum Uric Acid in Hypertensive Patients with Hyperuricaemia and Gout [J]. J Hypertens，2001，19(10)：1855 - 1860.

[76] 高尿酸血症相关疾病诊疗多学科共识专家组.中国高尿酸血症相关疾病诊疗多学科专家共识[J].中华内科杂志,2023,43(6)：461 - 480.

[77] Omboni S，Volpe M. Management of Arterial Hypertension with Angiotensin Receptor Blockers：Current Evidence and the Role of Olmesartan[J].Cardiovasc Ther，2018，36(6)：e12471.

[78] 国家卫生计生委合理用药专家委员会,中国医师协会高血压专业委员会.高血压合理用药指南[J].2 版.中国医学前沿杂志(电子版),2017,9(7)：101 - 107.

[79] 中华医学会,中华医学会临床药学分会,中华医学会杂志社,等.高血压基层合理用药指南[J].中华全科医师杂志,2021,20(1)：21 - 28.

[80] 周凌云,邓晟,徐萍,等.口服钙通道阻滞剂类药品临床综合评价专家共识(湖南)[J].中国医院药学杂志,2023,43(7)：711 - 731.

[81] 中国生物医学工程学会心律分会心律失常药物工作委员会.艾司洛尔注射液抗心律失常中国专家建议[J].中华内科杂志,2021,60(4)：314 - 320.

[82] 中国老年学和老年医学会心血管病分会,中国高血压联盟.β受体阻滞剂治疗高血压的临床应用建议[J].中华心血管杂志,2019,47(6)：443 - 446.

[83] α受体阻滞剂降压治疗中国专家共识专家委员会.α受体阻滞剂降压治疗中国专家共识[J].中华高血压杂志,2022,30(5)：409 - 416.

[84] Yancy CW，Jessup M，Bozkurt B，et al. 2013 ACCF/AHA Guideline for the Management of Heart Failure：A Report of the American College of Cardiology Foundation/American Heart Association Task Force on Practice Guidelines[J]. Circulation,2013,128(16)：e240 - e327.